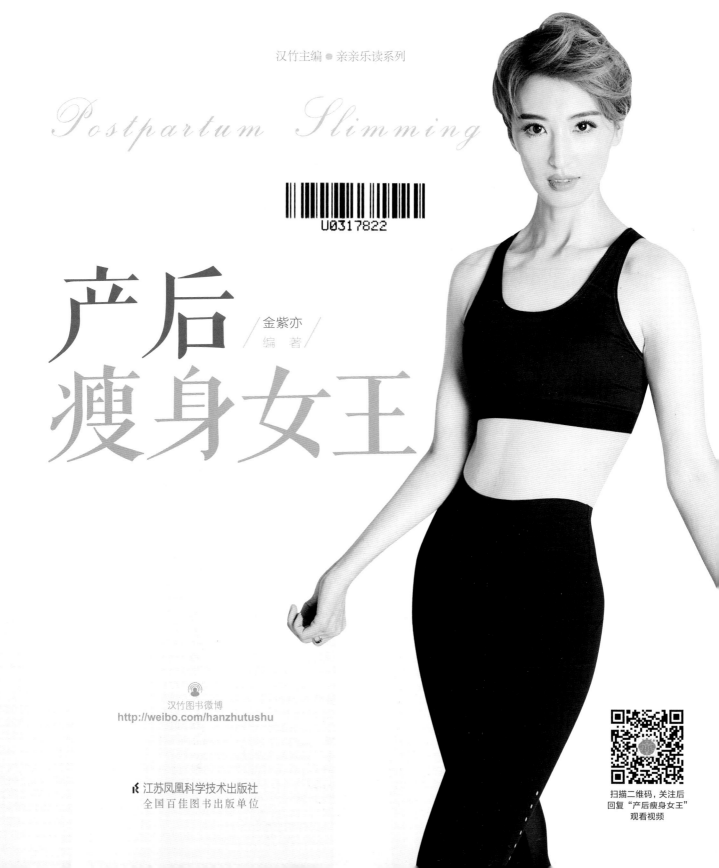

汉竹主编●亲亲乐读系列

Postpartum Slimming

U0317822

产后
瘦身女王

/金紫亦/

/编 著/

汉竹图书微博
http://weibo.com/hanzhutushu

江苏凤凰科学技术出版社
全国百佳图书出版单位

扫描二维码，关注后
回复"产后瘦身女王"
观看视频

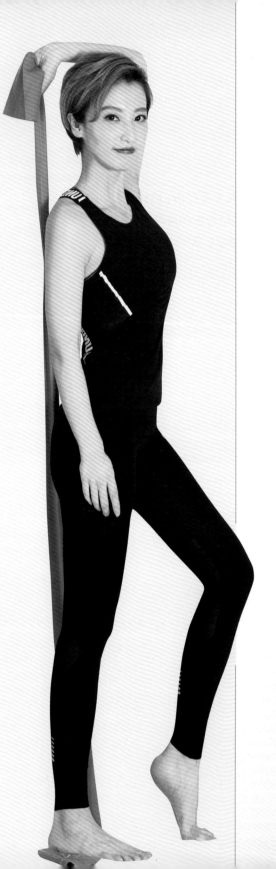

自序

从**90**千克到**54**千克，我的成功你也可以**复制**

天生吃不胖是不是一种幸运？也许是。

那天生是个胖子就是一种不幸吗？未必。

我是金紫贡，是的，我原来是个胖子，而且是个大胖子。

我的故事

我是一个有着两个孩子的妈妈，大女儿已经在读小学二年级，小女儿在上幼儿园大班。从小到大，"胖"这个字始终与我如影随形。尽管如此，在上大学以前，我一直是个快乐的胖子，胖这件事似乎从未给我造成过什么困扰。

在大学即将毕业的时候，身高172厘米的我，体重达到了70千克，个子高再加上胖，整个人显得壮壮的，根本没有勇气去面试求职。也是在这个时候，认识了我先生，之后就走上了恋爱、结婚、怀孕生子的道路。

怀孕期间，我就像给自己开了一张特赦令，大赦嘴巴，想吃就吃，饮食没有了任何禁忌。在孕4月的时候，我已经增重15千克，胖得连脚脖子都看不到，坐在沙发上就像一座山，到生产前达到了90千克。

也许因为本来就不是易瘦体质，更无法与天生的"白骨精"相比，生产之后我的体重并没有自然跌回原本的数值，而是一直维持在80千克左右。在我出了月子，有一次洗澡之后，我被镜子里自己的模样深深地刺痛了，这真的是我吗？在我24岁、初为人母的这一年，我从一个快乐的胖子，变成了一位不快乐的母亲。

改变，只在一瞬间

终于，在孩子一岁生日全家准备出门欢庆的当天，长久以来的烦躁压抑令我崩溃了——我找不到一套可以拿得出手、穿得上身的衣服，一件也没有！我开始反思，我应该做出一些改变了。

解决方法，首先就是减肥。我想要的是一副健康美丽的身姿，而不仅仅是"颜值即正义"的人生。最终我决定寻求更踏实的减肥办法——运动。

那些年我在运动上走过的弯路

一开始，我像很多"运动小白"一样，选择了在健身房办年卡，认为花点钱，把其他的事都交给别人去操心，是最省心的办法。如今回想，这段路走得相当艰难，除了身心俱疲和从钱包里实实在在花出去的钱外，我没有享受到运动带来的一丝快乐，也没有收获与花掉的金钱成正比的瘦身效果。

后来，我开始寻求节省时间的办法，那时网络上非常流行韩国的健身操，动作简单，非常适合"运动小白"。因为协调能力不好，所以我就反复跳两套熟悉的操，从一开始中间需要休息很多次，到后来全程连续跳两套都不累，我感受到了自己体能的提高，我对自己有更大的信心了。于是我开始加大运动量，开始连续跳三套操甚至四套操，直到有一天把自己的腰跳伤了，彻底躺了一个月。

这两件事让我大受打击，也让我开始明白，在对自己的身体和科学合理的瘦身方式没有足够了解的情况下，盲目高强度训练只会让我走更多弯路。任何脱离生活原本轨迹的运动方式，都是不可坚持的，而无法坚持等于无法成功。

关于减肥那点事儿

在经历了这两个阶段后，在学习营养师课程期间，我开始注意到一个曾经被我忽略的细节——吃的重要性——"减肥三分靠练，七分靠吃"。

我打破了以往不够合理的饮食习惯，弄清楚了哪些是真正高效的减肥食品，哪些则是应该避开的热量"炸弹"，产后的妈妈怎么吃才能既健康又快速地瘦身，哺乳期的妈妈还有哪些需要注意的饮食原则……我将理论与自身实践相结合，总结出了一套营养瘦身双平衡的减脂饮食和产后有氧运动与肌肉训练相结合的方法。这套方法后来在"大蜜减脂营"帮助了15万多产后妈妈成功瘦身。

改变，从任何时候开始都不晚。

诗人佩索阿说：你不快乐的每一天都不是你的。

如果你不满于现状，如果你想要一个不一样的自己，现在就跟着我，行动起来吧！

金紫亦 2018.3.28

目录

Contents

PART 1

经历生产，你的身体亟待恢复

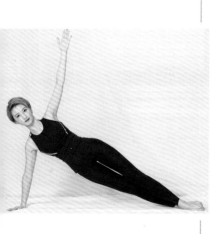

PART 2

产后恢复，躺着就能瘦

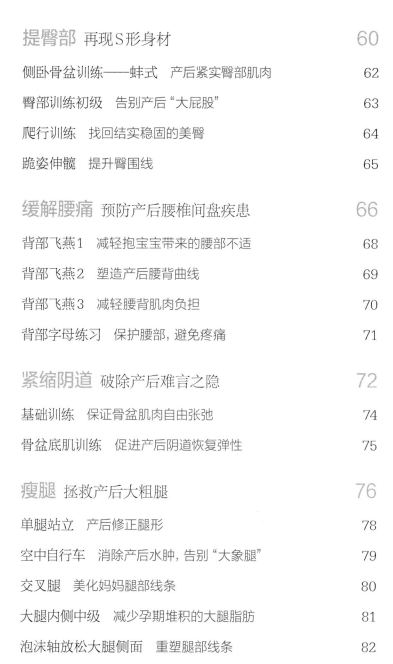

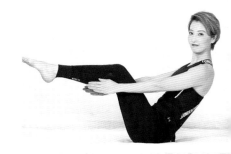

PART 3

14天打卡，饮食+锻炼让你更瘦更美

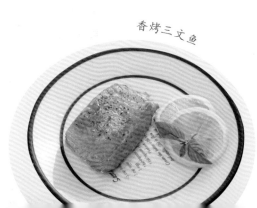

香烤三文鱼

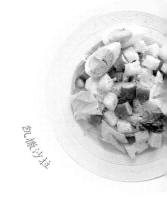
凯撒沙拉

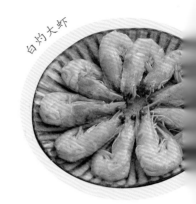
白灼大虾

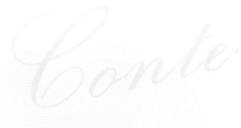

扫描二维码，关注后
回复"产后瘦身女王"
观看视频

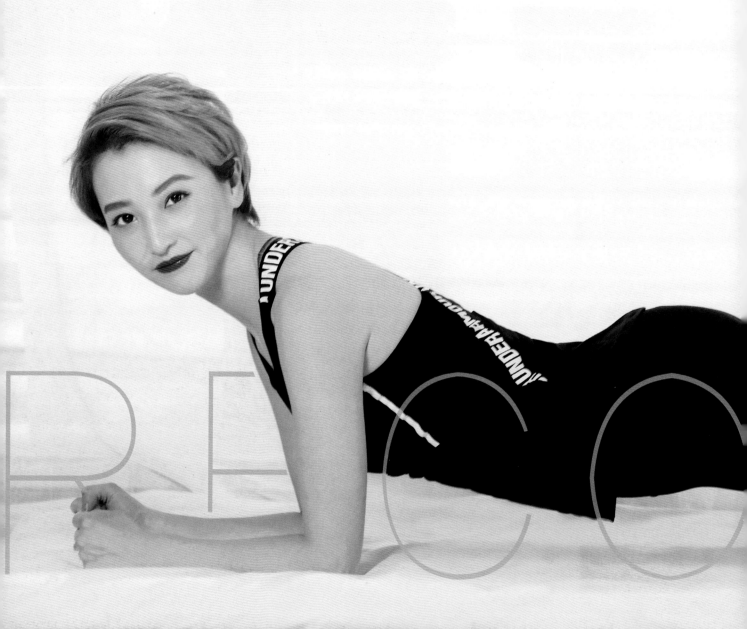

PART 1

经历生产，
你的身体亟待恢复

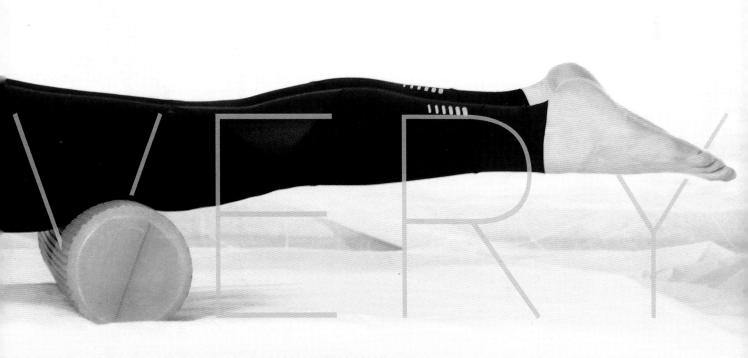

分娩，一场由内而外的巨变

产后形体的变化

一不小心产后胸部"走神"

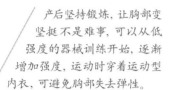

产后坚持锻炼，让胸部变坚挺不是难事，可以从低强度的器械训练开始，逐渐增加强度，运动时穿着运动型内衣，可避免胸部失去弹性。

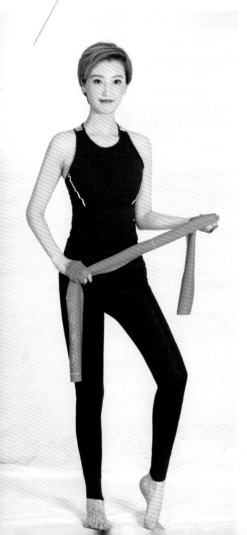

怀孕后，妈妈们的乳房渐渐"得意起来"，原来的"少女胸"迎来了"第二春"，一点点变得丰满挺拔。可是生产后，由于雌激素分泌减少，加上哺乳，乳房内的脂肪以及乳腺组织快速"缩水"，已被撑大的乳房表皮自然就松垮了下来，没有了以前的紧致饱满。

很多妈妈在孕期和哺乳期有不穿内衣的习惯，这是错误的。在整个哺乳期，随着奶水增多，乳腺变发达，胸部的体积和重量增加，如果不穿内衣，全靠乳房附近的悬韧带提拉、支撑整个胸部，那么很容易造成悬韧带受伤，导致哺乳期结束后，出现明显的胸部下垂，严重的情况甚至垂到肚脐眼，皮肤毫无弹性。这并不是夸张，仔细观察身边胸部下垂的妈妈，大多数都缺乏哺乳期穿哺乳内衣的意识。

除了选择支撑性强的内衣外，我们还要关注生活中的一些细节，给胸部全面的保养。

另外在产后恢复过程中，"减肥先减胸"也是一个不变的定律。由于胸部的脂肪含量非常高，如果依靠节食的方式来减肥，胸部缩水的悲剧就会来得更快，所以减脂期的饮食营养非常重要。另外需要哺乳妈妈关注的是，一定要双侧乳房平均哺乳。乳腺是越刺激越发达的，如果因为一侧奶量多而习惯一侧哺乳，就会发生双侧乳房大小不一的情况，这种现象一旦发生，是很难改善纠正的。

在哺乳过程中，建议妈妈们使用哺乳垫子，垫高宝宝的位置，使宝宝尽量贴近乳房，这样就可以减少对胸部皮肤的拉扯和对悬韧带的伤害，有效预防胸部下垂。

小蛮腰不见了

腰围大小是少女和大妈的分水岭，即使生了孩子，也要全力保持小号腰围。对于腹部来说，最明显的变化就是腹直肌的分离。腹直肌就是我们通常说的豆腐块似的腹肌，左右两侧的腹直肌通过纤维组织的鞘，沿着中间的腹白线接缝连接。由于孕期激素的变化，腹白线中间接缝松弛，导致腹部肌肉分开，为不断生长的胎儿提供了更多发育空间，但同时也造成了产后肚子松松垮垮的情况。

很多妈妈在产后为了收腰腹，每天努力做仰卧起坐，但坚持了一段时间后却发现并没有明显改善，肚子上赘肉依旧，就像围了个游泳圈。有的妈妈因此大受打击，认为自己永远回不到原来的小蛮腰状态。要知道，经过 10 个月的孕期，我们体内的激素水平跟孕前是大不相同的。整个孕期，我们会分泌松弛素、雌激素、黄体酮和弹性蛋白，这些激素和弹性蛋白的增加导致全身性关节、韧带及肌肉松弛和打开。这也是妈妈们产后即使恢复产前运动，身体也很难回到产前状态的原因——产前的运动已经不适合现在的身体状态，我们需要进行针对性的产后恢复训练。

66 如果方向错了，那么越努力只会离成功越远。产后千万不可盲目做仰卧起坐，因为进行仰卧起坐锻炼的时候，会对腹内器官造成很大压力，如果此时腹直肌之间缝隙比较大，就不能很好地保护腹腔内器官。所以科学的收腰方法，往往比使蛮力锻炼有效得多。99

产后瘦身应针对局部进行塑形，但若在保持某个姿势时出现肌肉抖动、体力不支，应立刻还原停止。

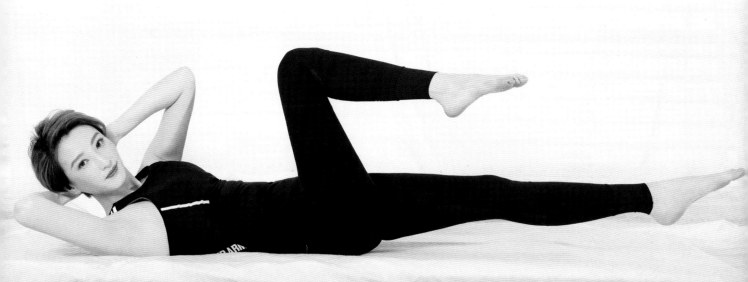

> 坚持矫正骨盆，一样会有迷人身材。在产后恢复期，走路时要放慢速度，步子不可迈得太大。坐时要保持正确坐姿，腰部挺直，膝盖自然弯曲，双脚并拢着地，不要跷腿。

扣不上的扣子，收不回的骨盆

对于产后体重已经恢复到孕前的妈妈来说，面临的困扰是：体重虽然恢复了，但裤子上扣子与扣眼的距离，却像隔了一个太平洋，怎么也扣不上。原因就是，骨盆变宽了。骨盆在我们身体的中心位置，是连接上下肢的枢纽，起着承上启下的作用。我常说，骨盆就像身体这座大楼的地基，地基打扎实打稳了，上面脊柱才不会歪斜，下面大腿才会笔直。

孕期松弛激素的分泌，使耻骨联合及两侧骶髂关节均出现分离，骨盆形态扩大，有利于生产过程中宝宝的娩出。虽然骨盆变宽只是形态上的改变，但对身体更大的伤害在于，骨盆附近肌肉变得松弛和不稳定，造成妈妈产后步态改变。

妊娠斑、妊娠纹不忘来凑热闹

除了体重的改变，妈妈们的皮肤也受到了影响。妊娠期促黑素细胞激素分泌增多，在妈妈们的乳头、乳晕以及面部发生了色素沉淀。一般来说，面部的妊娠斑会随激素水平的回落而消失。

妊娠期肾上腺皮质分泌糖皮质激素，使弹力纤维变性，不断变大的腹部使皮肤张力不断变大，最终生成妊娠纹，产后 1~6 个月是妊娠纹修复的最佳时间。剖宫产妈妈等伤口完全愈合后再涂抹妊娠纹防护按摩霜，避开伤口。

抚平妊娠纹

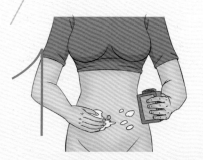

取适量妊娠纹防护按摩霜，均匀涂抹于腹部。

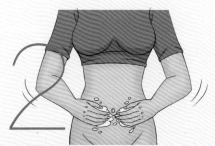

双手手心由腹部中心（肚脐以下位置），自下而上，由中心向两侧轻轻涂抹。

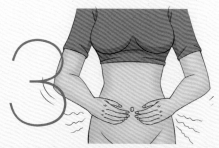

用掌心按顺时针打圈按摩3~5分钟，让肌肤充分吸收营养精华。

产后身体功能的变化

都是爱捣乱的激素惹的祸

整个孕期不仅仅有脂肪增加、体重变重这些表象的改变，我们的身体受孕激素影响，也在悄悄发生功能性的变化。

在怀孕初期，妈妈们乳房胀大沉坠，色素沉淀变深，脸部长斑，甚至情绪出现很大波动，这些都是受孕激素影响的结果。孕中期，孕激素不仅会放松肌肉和韧带，还会影响到妈妈们的消化功能，如放松肠道平滑肌，引发便秘、痔疮的问题。孕晚期，胎宝宝逐渐增大，妈妈们的子宫也不断变大，向下压迫造成骨盆底肌松弛，压力性尿失禁；向上压迫导致肋骨最下端角度增加，横膈膜上提，造成静态氧气需求量增加，呼吸加快；向前压迫造成腹直肌分离的现象。

终于等到生产的时刻，由于怀孕时激素变化导致的全身性肌肉松弛、关节不稳、胯部变大、产后腰痛等问题也统统找来了，这需要在产后恢复期有针对性地进行调整。

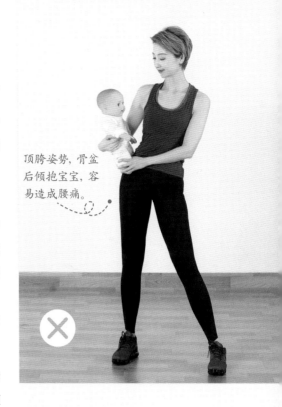

顶胯姿势，骨盆后倾抱宝宝，容易造成腰痛。

产后腰痛悄然来袭

孕期腰椎压力其实是逐渐增加的，弯曲度每天增加一点，不会有太多不适感。但是在生产的那一刻，宝宝和羊水、胎盘瞬间被释放，妈妈的身体重心突然发生很大改变，可腰椎角度并没有那么快恢复，于是产生严重的腰背疼痛。

此外，产后妈妈需要频繁弯腰照顾宝宝，例如给宝宝换尿布、洗澡、抱起宝宝等，都会造成产后腰痛。如果再缺少腰部的活动，经常处于卧床的状态，更会加剧腰痛。缓解产后腰痛，不仅要多活动来锻炼腰部和骨盆底肌，例如下蹲、提肛收腹等，还要确保日常哺乳姿势、抱宝宝姿势、站立行走姿势的正确性。对于由缺钙诱发的产后腰痛，可通过摄入含钙丰富的食物缓解。

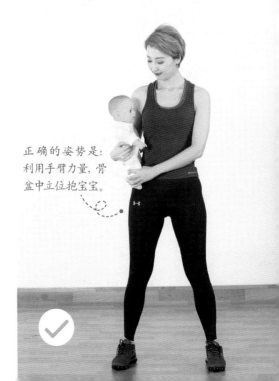

正确的姿势是：利用手臂力量，骨盆中立位抱宝宝。

阴道松弛，"性"福生活还能回去吗

> 在阵痛和分娩的过程中，妈妈们的"女性部位"经受了创伤，产后尽早（确保不造成疼痛的前提下）进行骨盆底肌训练，并坚持做下去，有助改善骨盆底肌收缩力量，恢复阴道弹性。

女性在不同时期身体都发生着不同的变化，骨盆底肌这个部位的好与坏会直接影响女性的身心健康。但是在生产过程中，骨盆底肌受到的伤害却是最大的。

骨盆底肌是指位于我们骨盆底部的一块封闭骨盆底的肌肉群，它分为深层肌肉和浅层肌肉，在整个孕期它的重要职责就是像一张网一样，兜住子宫保护我们的宝宝，同时骨盆底肌群中各种精细的肌肉将尿道、阴道以及肛门三个出口紧密相连。在生产中，这块肌肉会被撑大、牵拉，失去原有的弹性，给产后妈妈造成很多的困扰，比如便秘，或者一咳嗽就漏尿、阴道松弛、性生活不和谐等难言之隐。锻炼好骨盆底肌，保证肌肉柔软有弹性，对产后子宫恢复、性生活以及内脏保护都有益处。

骨盆底肌群

骑自行车时与车座接触的部位就是骨盆底肌群，它像吊床一样支撑着子宫、膀胱、肠道等骨盆内的器官。这里衰弱后施加腹压时尿道口就会张开，发生漏尿。

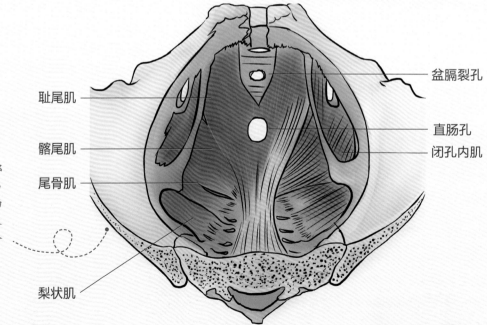

耻尾肌

髂尾肌

尾骨肌

梨状肌

盆膈裂孔

直肠孔

闭孔内肌

子宫逐渐收缩，排出恶露

我们的身体，从宝宝出生的那一刻开始，就有了新的变化——孕激素水平突然回落、宫缩素水平上升，激素水平的波动都是为了让身体更好更快地恢复。

胎盘在子宫内脱落的创面大概需要 6 周的时间愈合，恶露的排出也差不多需要这么久的时间。产后前 4 天恶露的量很多，每天 300 毫升左右，为鲜红色，也叫血性恶露，多为血液和坏死的蜕膜组织。第 5 天左右，转为比较稀薄的淡红色，每天 100 毫升左右，称为浆性恶露，多为蜕膜组织和宫腔渗出液，会持续 10 天左右。恶露的最后阶段，又叫白色恶露，因为其中含有大量白细胞，颜色较白而得名，这个阶段会持续 3 周左右。而恶露的结束意味着产褥期的正式结束。

> 除了通过恶露排出的变化来检查子宫是否收缩恢复外，妈妈们还可以靠摸的方式了解子宫恢复情况：刚分娩完，可以从肚脐处摸到子宫底，正常两周左右就摸不到了。

分娩后，用手掌经常在小腹部以顺时针轻轻地按摩，不仅可以促进子宫收缩，还会促进恶露的排出。

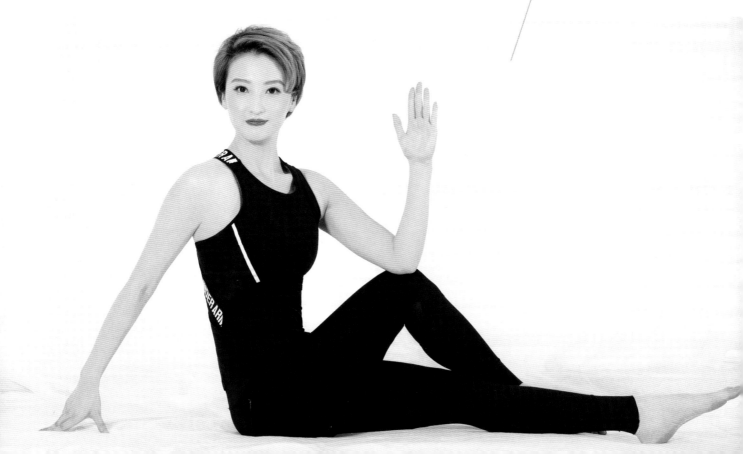

> 妈妈们若是长期卧床休息，便秘会更加严重。要想和便秘说拜拜，要从饮食和运动上一起着手，增加膳食纤维的摄入，产后适当下床走动，也有助于缓解便秘症状。

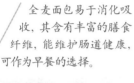

全麦面包易于消化吸收，其含有丰富的膳食纤维，能维护肠道健康，可作为早餐的选择。

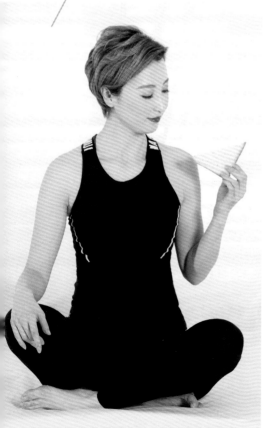

肠胃功能变差，遭遇便秘

产后妈妈由于激素水平的原因，肌张力减弱，从而导致肠胃蠕动变慢，非常容易发生便秘问题。而松弛的骨盆底肌却在排便的时候承受着巨大的压力，如果因为便秘而用力过猛，造成膀胱和子宫松垂，更是得不偿失。所以维护肠胃功能健康，也是产后恢复的必修课。

维护肠道健康，有一个东西特别重要，就是膳食纤维，它主要是不能被人体利用的多糖碳水化合物，不会被人体吸收，当它走到肠道时，不仅可以延缓糖分在肠道中的吸收，平缓餐后血糖，还可以促进肠蠕动，增殖益生菌，在完成这一系列事情之后，就变成粪便直接排出体外。这位"肠道过客"，来去匆匆，留下的却都是对瘦身和健康大有裨益的宝贵财富。

我们按照膳食纤维溶解性将它分为两类——可溶性膳食纤维和不可溶性膳食纤维。

可溶性膳食纤维，可延缓和阻止淀粉、蛋白质食物的消化及吸收，帮助人体调节血糖，减少对脂肪的吸收。

不可溶性膳食纤维质地较硬，主要作用是促进肠道蠕动和预防便秘，是粪便的"骨架结构"。

膳食纤维进入结肠，就开始扮演"清道夫"的角色，一路上吸收脱落的肠黏膜、过多的肠道菌群及其代谢产物，并不断吸水膨胀，最终可以吸收超过自身重量10倍的水分，从而使大便变松、变软，便量增加，同时还直接刺激肠道蠕动，加快粪便排泄。因此，高膳食纤维饮食也就成了便秘治疗的基础。

粗粮、豆类都是膳食纤维含量很高的食物。粗粮如大麦、玉米、糙米等，各种豆类如黑豆、黄豆、红豆、绿豆等。它们可溶性和不可溶性膳食纤维含量均特别高，是很多蔬菜水果的好几倍甚至十几倍。将精细的白米白面适当地换成粗粮、豆类，可以有效维护妈妈们的肠道健康。

莫名其妙发脾气，小心产后抑郁

宝宝的出生，给妈妈们带来了新的责任和义务，生活的突然改变，让很多妈妈一下难以适应。缺乏睡眠导致的身体疲劳，哺乳期出现的各种各样问题，都让妈妈们时刻质疑自己：我真的是一个称职的母亲吗？

受外界影响产生的精神压力，以及自身体内激素水平的波动，造成了产后抑郁的出现。

据统计，超过半数的女性，在刚成为母亲的时候，都会出现抑郁现象，这是一个特别普遍的现象。当发现情绪低落的时候，要清楚这只是成为妈妈的必经之路，调整好情绪，很快就可以走出困境。度过这段困难日子的最好方式，就是找到有生产经验的女性朋友，尽情吐槽，倾诉你的困扰，释放出你沉积在心底的压力。其实，很多妈妈都并不完美，奶水不足，就加奶粉混合喂养；被指责不会养孩子，就远离那些指手画脚的人，接纳自己的不完美，从容应对成为妈妈的责任。

> 66 恰当地发泄情绪可以防止心情陷入低谷，和身边的人聊一聊是防治产后抑郁的有效手段。
> 也没有什么比加快脉搏跳动更能改善心情的了，产后运动不仅可以瘦身，也能改善情绪，让体内分泌内啡肽，使人产生欣快感，并持续一段时间。99

生个孩子，睡眠也不好了

充足的睡眠对瘦身也很重要，但却被很多人忽略。睡眠不足会影响到你的饮食喜好。睡眠不足时，大脑额叶特别是控制决策的部分会受损，同时刺激大脑相应激励控制欲望的部分，这会使得人在睡眠不足的状态下更喜欢高热量、甜和咸的食物。

一项研究显示，睡眠缺乏者会更加容易饥饿，即使他们2个小时前刚刚吃饱，也无法抵挡美味零食的诱惑，例如蛋糕、糖果和薯片。睡眠缺乏对食欲的影响在下午和傍晚最强，而我们身体在这个时间摄入食物更容易增重。所以缺乏睡眠的妈妈们，往往不是在跟自己的食欲作斗争，而是跟自己的内分泌作抗争，靠意志力战胜身体本能，是非常困难的事情。

> 66 缺觉的妈妈们如果想保证每天7.5小时的睡眠时间，白天可以适当小睡，比如宝宝下午睡觉的时候，妈妈也跟着一起休息一下。晚上宝宝睡着后，妈妈也不要刷手机享受自由时间，早早入睡才是减肥美容的真理！99

科学产后修复，
你比孕前更瘦更美

产后恢复急不得，一点一点慢慢来

有的妈妈产后急于减肥，决心非常大，给自己制订 1 个月瘦 10 千克的目标，每天加倍训练，教练定 20 个动作，她练 40 个，教练定运动 30 分钟，她练 1 个小时。休息日也给自己加时加量安排训练计划，想要达到更好的减脂效果。但其实，这样高强度的锻炼危害更大！

首先，合适的动作数量，可以保证动作准确。只有保质保量地完成每一个动作，才能锻炼到目标肌肉。如果因为数量增加而导致后面的动作变形，不仅锻炼不到相应的肌肉，还有受伤的风险。另外，练过的部位，需要 48 小时来进行恢复，每一次的休息，才是身体发生改变的时刻。我们不仅要重视锻炼，更要重视休息和恢复。所以，妈妈们一定要调整瘦身心态，相信教练，相信自己，跟着教练，跟着自己的身体，循序渐进，谨防过犹不及。

还有的妈妈一旦开始减肥，就频繁称重，这只会让自己受到打击。运动是个长肌肉减脂肪的过程，在相同重量的情况下，脂肪体积是肌肉的 3~4 倍，在运动一段时间后，脂肪减少了，肌肉增加了，体重可能不会有太大变化，但体型是真正改善了。裤子的腰围开始松了，肚子的"游泳圈"明显小了，这才是真正瘦了。

再者，不论体重秤上的数字如何，你的训练计划和食谱，早已定好，都要去执行，既然认准了一条正确的道路，又何必总是去打听已经走了多远？坚定地走下去吧！

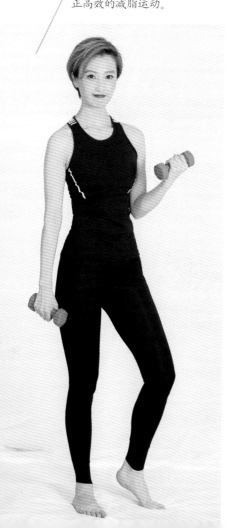

除了全身有氧运动之外，有针对性地做一些重点部位的肌肉训练，才是真正高效的减脂运动。

生产方式不同，产后黄金恢复期也不同

妈妈们产后都急于修复身材，但这件事情可急不得。我们都知道，生产方式有顺产、顺产加侧切、剖宫产等，生产方式不同，黄金恢复期也不一样。

尽早使用收腹带

怀孕期间子宫变大，腹壁松弛，胯骨打开，这些都会导致内脏下垂，肚皮松弛，骨盆变大，而刚刚生产后的妈妈是不能进行运动的，所以此时我们可以利用外力来帮助我们收紧核心部位，这个外力，就是收腹带。收腹带一般分为几种，一种是纱布缠绕式的，一捆很长，自己很难绑好，需要妈妈们躺在床上，由家人帮忙一圈一圈绕好。另一种是粘贴式的，再细分为3个部位，上段收紧胃部，防止内脏下垂；中段缠绕腹部，收紧腹部松弛的肌肉；下段缠绕在骨盆处，收紧分离的耻骨联合。在不能锻炼的日子里，建议妈妈们尽早使用收腹带来恢复身材。

> 顺产及侧切的妈妈，分娩后3天就可以使用收腹带了，注意不要一直佩戴，否则会影响血液循环，躺着或睡觉以及吃饭的时候摘下，下床活动的时候佩戴。而剖宫产妈妈，在手术后，可以立即佩戴收腹带，注意不要佩戴过紧。

收腹带的正确缠绕方法

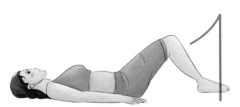

仰卧，平躺屈膝，脚底平放在床上，臀部抬高。

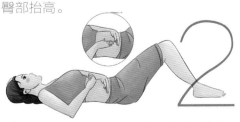

双手放至下腹部，手心向前往心脏处推、按摩。

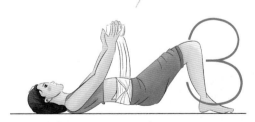

推完，拿起收腹带从髋部耻骨处开始缠绕，前5~7圈重点在下腹部重复缠绕，每绕一圈半要如图斜折一次；接着每圈挪高大约2厘米，由下往上环绕直到盖过肚脐，再用回形针固定。拆下时边拆边将收腹带卷成圆筒状，方便下次使用。

什么时候可以运动

　　顺产妈妈，因为生产方式完全符合人体自然规律，产后出血量少，机体损伤小，在分娩后 6~12 个小时，就可以离床稍做活动了。在医院期间，可以在病房过道中走动，以不疲劳为宜，不要总躺在床上。对顺产妈妈而言，由于是通过阴道生产，在产程中，骨盆底肌和会阴部位肌纤维受到的损伤最大，可以立即进行骨盆底肌的恢复训练，即骨盆底肌训练（详见本书第 75 页），每天做 100 次。越早开始锻炼，恢复效果越好。

骨盆底肌训练

刚分娩完，骨盆底肌收缩时感觉不明显的情况很常见，按照训练计划的正确次序进行锻炼，随着时间的延长，骨盆底肌的收缩力量会逐渐改善。

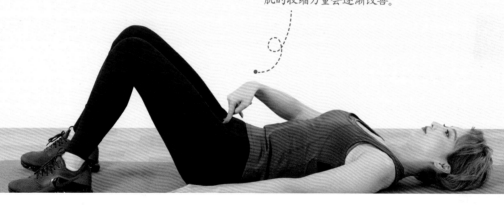

　　顺产加侧切的妈妈，由于下体有伤口，一定要注意伤口附近的卫生，以免发生炎症，影响子宫的恢复。一般产后 4~5 天，就可以拆线了（若使用的是可吸收的羊肠线可不拆线），伤口愈合后，也可以进行骨盆底肌训练。

　　剖宫产的妈妈在术后，会有不同程度的肠胀气，而勤翻身可以帮助肠道尽早恢复蠕动。由于剖宫产属于非自然生产，分娩过程中恶露的排出自然也比顺产要少，多翻身还有利于排出恶露，避免淤积在子宫引起感染。

　　剖宫产妈妈在术后的 24 小时后，就要尝试坐在床边，忍住伤口疼痛，尽早下地开始走动。因为妈妈们在术后元气大伤，所以下地的时候一定要有家人陪伴，避免眩晕摔倒的情况。

什么时候进行系统的恢复训练

顺产和顺产加侧切的妈妈，在产后 42 天复查，确认身体没有问题之后，就可以加大训练强度。剖宫产妈妈，因为身体有刀口，一定不要过早进行腹部的运动，分娩后 3 个月并且经医生检查后，确认没有问题再开始运动。

需要注意的是，孕期激素对妈妈身体造成的影响在产后持续存在，比如韧带肌肉的松弛，会使身体变得更加柔软，关节不稳定。产后恢复是一个漫长的过程，妈妈们一定要按捺住自己急于减肥的心，循序渐进。

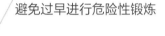

避免过早进行危险性锻炼

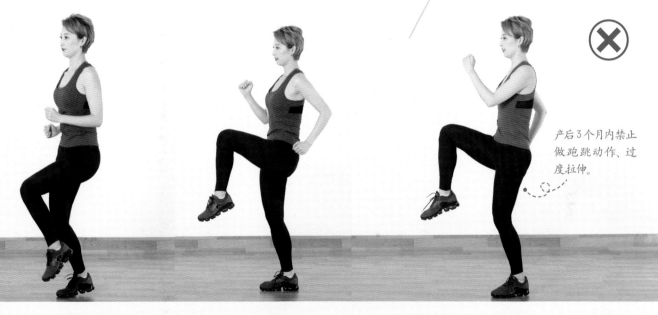

产后 3 个月内禁止做跑跳动作、过度拉伸。

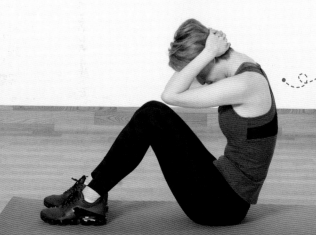

剖宫产妈妈产后 5 个月内不可做仰卧起坐、卷腹。

利用月经期瘦身，事半功倍

女性健身往往比男性更复杂，不仅仅因为女性力量小，更重要的是有些事情是你没办法左右的，比如"大姨妈"驾到。

提起"大姨妈"，可能让很多女性朋友又爱又恨，"大姨妈"不来，担惊受怕，"大姨妈"来了又怕，不能受凉、水肿、难受、贪吃，可谓是生无可恋。如果这是你认识的"大姨妈"，那你可能太小看她了。"大姨妈"对我们身体影响最大的地方在于——体内激素的变化，而激素对于减肥者来说，会影响代谢率。所以，弄清楚"大姨妈"期间激素的变化，在增肌减脂过程中会达到事半功倍的效果。

月经周期是什么

> 非哺乳妈妈可能在产后不久就恢复月经。月经来潮的一周要注意休息，拒绝剧烈运动，在经期最后 2 天可以进行快走，帮助身体燃烧脂肪。月经结束后的 1 周，适宜做有氧运动来进行塑身减肥，特别是月经结束后的第 2 天，也是减肥的最佳时期，这一天可以加大运动量。之后的 2 周，中低强度的运动再加上合理饮食，可以有效减轻体重。

女性月经周期因人而异，平均是 28 天，每个周期又分为 2 个时期——滤泡期和黄体期，它们以排卵日为分割线。我们以月经当天为生理周期第 1 天，排卵日一般在每个月经周期的中间，即第 14 天，所以滤泡期就是 1~13 天，而黄体期是 15~28 天。

影响月经周期的重要激素有 2 个——雌激素和黄体酮。它们受下丘脑调控，其中对增肌减脂产生决定性影响的是雌激素。

在整个月经周期，雌激素分泌水平是不同的，在月经 1~13 天，即滤泡期，雌激素水平多，黄体酮水平低，高雌激素会让你的胃口变小；在月经 15~28 天（黄体期），雌激素水平低，黄体酮水平高，低雌激素会让你容易饥饿，变得很贪吃。

雌激素的高低对食欲产生影响，而黄体酮的高低，则对运动时身体偏好使用脂肪供能还是碳水化合物供能存在影响。

因此，激素周期性的波动会对食欲、体力、精神状态以及体重维度产生影响，与其违背生理规律盲目锻炼，不如顺应激素变化的规律，顺势而为达到良性循环。

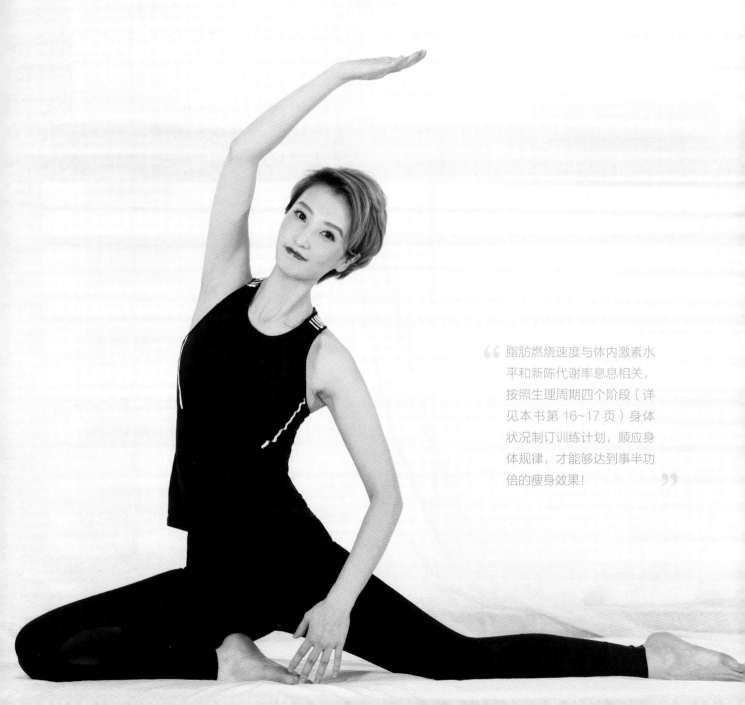

脂肪燃烧速度与体内激素水平和新陈代谢率息息相关, 按照生理周期四个阶段(详见本书第 16~17 页)身体状况制订训练计划, 顺应身体规律, 才能够达到事半功倍的瘦身效果!

月经周期该如何运动

第一阶段 月经 Day 1~Day 7 月经期

月经来袭第 1 周，休养生息，注意保暖。此时黄体酮水平较低，雌激素处于逐渐上升的趋势。身体上的感受就是，全身水肿，睡眠质量不佳，情绪波动会比较大，同时食欲很旺盛。

此阶段应该避免骨盆位置低于双腿的任何动作，以及挤压腹部、增加腹压的动作，比如臀桥（详见本书第 61 页）和仰卧起坐。此外，也要避免游泳和水上运动，防止感染和受凉。

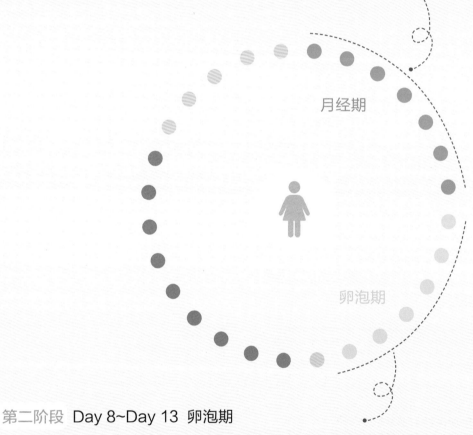

月经期

卵泡期

第二阶段 Day 8~Day 13 卵泡期

这是增肌减脂的黄金期，此阶段雌激素水平高，胰岛素敏感性强，身体合成能力更强，偏向于碳水化合物供能，不容易燃烧脂肪。此时是体能和精力都很充沛的时期，适合更多的力量训练，会让你增加一些肌肉，提高基础代谢，从而燃烧更多的热量。

建议保证一周 3~4 次，每次 40 分钟以上的高强度训练。

第四阶段 Day 24~Day 28 黄体晚期

此时雌激素水平降低，黄体酮水平高，你会时常有饥饿感，并且容易烦躁，渴望高碳水化合物和高脂肪的食物，同时伴有经前综合征。并且经期前的你会有一些水潴留，一直持续到经期结束，如果此时上秤，会非常有挫败感。但这个时候的新陈代谢会比平时略高，每天多 840~1260 千焦（200~300千卡，本书按 1 千焦 ≈ 0.239 千卡换算）。这个时候的你心情烦躁，疲惫感增加，建议不要做高强度的训练了，可以做一些恢复性锻炼，比如瑜伽、拉伸放松。

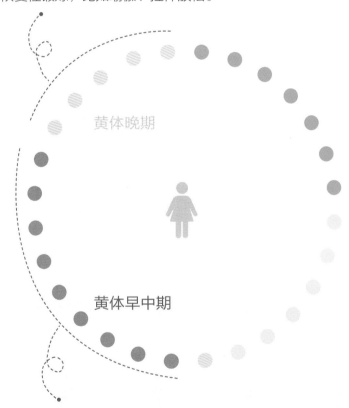

黄体晚期

黄体早中期

第三阶段 Day 15~Day 23 黄体早中期

此时排卵日刚过，雌激素下降，黄体酮水平上升，代谢水平逐渐增加，胰岛敏感性降低，身体趋于脂肪供能。但是此时你会比较馋碳水化合物，如果摄入量高，会错失减脂的好时机。因此，建议严格按照少吃多餐的饮食方式，不必完全拒绝好吃的食物，但要分成几次来吃，每一口都要多嚼 10 次，这样可以有效缓解馋嘴的问题。

训练方式建议以中低强度的有氧训练加力量训练为主，让身体最大化利用脂肪供能。

产后饮食调养，会吃才会瘦

改变"三高两低"饮食方式

如今的"减肥圈"流行着一句话：瘦身减肥，三分靠练，七分靠吃。瘦身，尤其是产后瘦身，能不能瘦得健康、瘦得快速，不光取决于你的腿，更取决于你的嘴！

不知道妈妈们是否有过这样的经历，在减肥这条漫漫长路上，挥洒了无数汗水与泪水，尝尽花样百出的减肥方法：水果减肥法、点穴按摩、减肥药、健身房……最终换来的却是金钱哗哗流走，身上的肥肉固若金汤，或是折损了健康，所有的努力都成了徒劳。一切的根源就在于，我们忽视了吃在减肥征途上的重要性。

小小零食却是减肥路上"拦路虎"

在指导学员瘦身的过程中，很多人找到我问："金老师，我每天运动1个小时，连续练了1周，为什么连1斤也没减掉？"每天挥汗如雨的高强度运动并没有给我们带来很好的减肥效果，这是为什么呢？

饼干是很多女孩喜欢的零食，饿了就吃一块，感觉既方便也没有吃一碗红烧肉时的负罪感。然而我们只要看一下它的营养成分表就会发现，每百克饼干的能量竟然在2000千焦以上，将近500千卡的热量，几乎占到全天热量摄入的1/4~1/3（女性一天所需的热量在6300~8400千焦，即1500~2000千卡），而40分钟快走4千米所消耗的热量，也不过只有966千焦（230千卡）。如果想靠运动消耗掉这2000千焦（500千卡）热量，仅仅依靠早上这40分钟的运动量显然是不够的，它需要双倍时间。对于大多数女性来说，这样耗费时间和精力，几乎变成了不可能完成的任务。

> " 很多胖妈妈处于胖并贫血、或胖并骨质疏松、或胖并蛋白质缺乏的状况，产后瘦身首先要改变淀粉高、糖分高、脂肪高、蛋白质低、微量元素低，这"三高两低"的错误饮食方式。"

> " 即使运动量大，但如果不管住嘴，不扔掉高热量的零食，不拒绝高油、高糖的饮食，再多的运动消耗都是徒劳。"

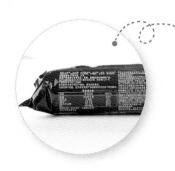

营养成分表

项目	每 100 克	NRV%
能量	2035 千焦	24%
蛋白质	4.8 克	8%
脂肪	22.5 克	38%
碳水化合物	65.0 克	22%
钠	420 毫克	21%

奥利奥饼干

3片奥利奥饼干(32.5克)的热量约为661千焦，约等于1顿主食的热量，需快走大约2千米才能消耗。

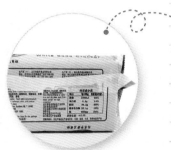

营养成分表

项目	每 100 克	NRV%
能量	2388 千焦	28%
蛋白质	8.6 克	14%
脂肪	36.2 克	60%
碳水化合物	53.1 克	18%
钠	480 毫克	24%

蔗糖含量：≤ 0.5%

夹心苏打饼干

一包248克的夹心苏打饼干，热量约为5922千焦，相当于一个正常成年女性一天所需热量，需快走大约28千米才能消耗。

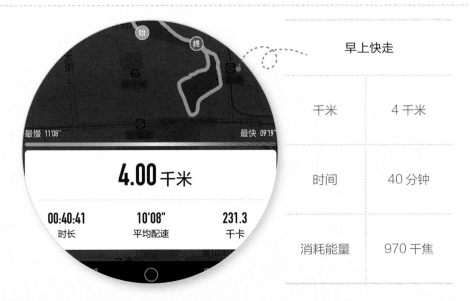

早上快走

千米	4 千米
时间	40 分钟
消耗能量	970 千焦

快走

快走不受时间地点的限制，是一种适合妈妈产后减肥的运动，上午做运动能让人一整天的新陈代谢都处于较高水平，身体越有活力，消耗的热量也越多。

由此可知，吃比练要重要得多，一顿甚至一口吃错了，一天就白练了。那么，如果我们好好吃一顿饭，又会是多少热量呢？难道不会比吃一包饼干更容易变胖吗？

我设计了一个晚餐食谱，根据这个食谱，我们来计算一下它的热量是多少。

一餐各菜品热量分析

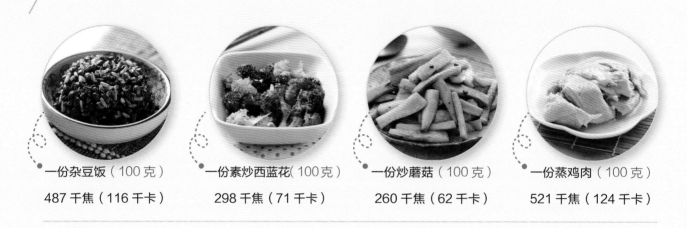

一份杂豆饭（100克）
487千焦（116千卡）

一份素炒西蓝花(100克)
298千焦（71千卡）

一份炒蘑菇（100克）
260千焦（62千卡）

一份蒸鸡肉（100克）
521千焦（124千卡）

共400克 总热量：1566千焦（373千卡）

这一顿饭的总重量为400克,包含我们身体所需要的碳水化合物、蛋白质、膳食纤维、维生素、油脂，营养成分非常充足。而它的总热量加起来：1566千焦。所以，1566千焦400克的正餐与2000千焦100克的零食，我们应该选择哪种饮食，是不是显而易见了？

希望妈妈们以后在逛超市的时候，能够有意识地去翻看想购买的零食背面的营养成分表，把热量那一栏的千焦，换算成卡路里，想一想要运动多久才能消耗掉，然后再思考到底值不值得吃，自然能做到心中有数了。

另外，经常以零食取代正餐的人群中，普遍都会有营养不良的情况，正餐所提供的各种矿物质、蛋白质、不饱和脂肪酸，不是几包饼干所能替代的。

一日三餐都在好好吃饭，
为什么还是没有瘦

很多姑娘说：我没有吃零食，为什么还是没有瘦？有时你无法高效减肥，就是因为生活中存在太多热量陷阱，一个不小心，你一天的锻炼就白做了。

大家都知道，诸如饼干、肥肉这些食物，热量高，吃了会让人发胖。然而很多人不知道，我们身边很多食物促进脂肪合成的能力，比饼干和红烧肉更强。我们不但没有察觉，而且每天都在吃，甚至以为这样的吃法可以帮助我们瘦身，就这样走入了饮食的误区。

比方说，早餐最常选的面条和稀粥，很多人觉得是减肥的首选，其实这是观念性的错误！这类食物属于精米精面，加工程序比较多，糊化程度高，吃进去消化吸收得非常快，快速吸收会提升血糖，血糖升高的同时，会导致胰岛素分泌过多，其结果就是促进身体脂肪合成。

由于面条、稀粥这类食物，饱腹感非常差，吃完一会儿就会感到饥饿。如果这时离午饭还有一段时间，怎么办呢？加餐吧，拿出抽屉里的饼干、泡芙、豆腐干之类的小零食，于是，我们又回到了之前的恶性循环。

> 对于产后减脂的人群，饮食原则应该是：补足产后所需的营养素，改变饮食习惯，减少多余热量，增加食物体积，制造出能量负平衡的缺口，慢慢减脂。

将日常加餐改成新鲜水果、全麦面包和牛奶，不仅有益身体健康，还能避免摄入过多热量。

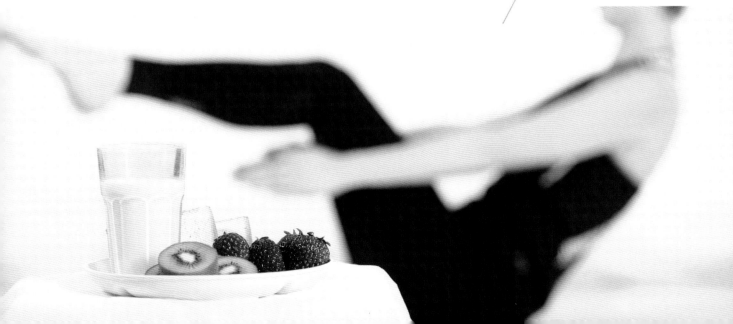

花式减肥，是捷径还是陷阱

水果减肥法不可取

水果减肥法要求你每天不能吃别的食物，只能吃水果。那么，水果减肥的原理是什么呢？

一方面，有些水果热量很低，每天吃水果摄入的热量远远低于身体所需的热量，属于变相节食，会造成短时间内体重下降。另一方面，水果中含钾较多，只吃水果不吃炒菜，就会造成钾的摄入量比钠多。

钠和钾是一对调节人体细胞渗透压的矿物质。当体内钠比较多时，就会产生水潴留即水肿的现象，体重就会上升。如果大家留意到吃完口味重、特别咸的麻辣火锅后，第二天整个人就变得肿肿的，体重也会增加，就容易理解了。反之，当水果吃多了，钾摄入多了，身体就会排出这些水分，体重自然就会下降。

但是，水果减肥法是很难坚持的。因为人体需要的各种营养物质，是不能全部靠水果获得的。当你的身体缺乏大量营养物质时，大脑会激发进食欲望，而此时的食欲是很难靠意志力战胜的，这是人类求生的本能。所以，以水果减肥无一例外都会反弹得很厉害。

不仅如此，水果减肥还会造成另外一种有趣的心理现象。

我们经常会听到朋友这样说："我今天减肥，我不吃晚饭了。"然后会用半个西瓜，或者一串葡萄来代替晚餐。但就像面条和稀粥一样，西瓜和葡萄糖分比较高，会增加胰岛素分泌，促进身体合成脂肪，饱腹感也同样差——水果中80%都是水分，吃完上个卫生间，饥饿感就滚滚来袭，此时你的脑子里就只剩纠结：要不要再吃块饼干？吃个豆腐干？吃包锅巴？纠结1分钟之后，你想：反正今天没吃晚饭，就吃一点零食吧，没关系。一包才100克，不会长肉的。

之后你发现，上秤一称体重又增加了。只能发个朋友圈自嘲：我都3天没吃饭了，居然还长胖，真是喝凉水都长肉的体质！

> 长期以水果代替正餐，会导致体内各种营养物质失衡，进而会产生更多进食欲望。如果再以零食充饥，摄入的总热量，要比吃一顿正餐高得多，而且没有什么营养。所以，用水果代餐减肥的方式是不可取的。

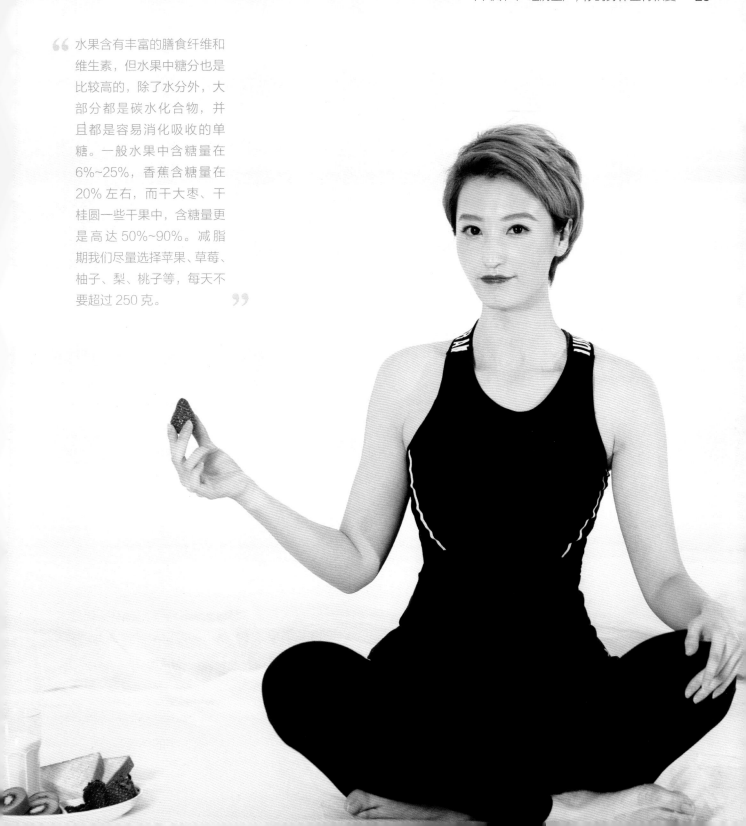

" 水果含有丰富的膳食纤维和维生素，但水果中糖分也是比较高的，除了水分外，大部分都是碳水化合物，并且都是容易消化吸收的单糖。一般水果中含糖量在6%~25%，香蕉含糖量在20% 左右，而干大枣、干桂圆一些干果中，含糖量更是高达 50%~90%。减脂期我们尽量选择苹果、草莓、柚子、梨、桃子等，每天不要超过 250 克。 "

生酮饮食法危害大

生酮饮食法也就是戒断碳水化合物，例如哥本哈根减肥法，或者点穴针灸按摩，这些方法无一例外都会要求少吃主食或者根本不吃。利用这种方法减肥瘦身，在短时间内，通常都会有不错的效果，但会对身体造成严重伤害，同时也是非常容易反弹的方式。如果每天碳水化合物的摄入量非常低，会出现以下情况。

1 低血糖，反应迟钝，脾气暴躁

以中国人的饮食习惯来说，每天所需要的热量，大约 60% 都是由碳水化合物提供的，碳水化合物以糖原的形式存在于人体中，为我们的大脑、肌肉、神经系统和心肌供能。大脑作为我们身体的"司令部"，如果缺乏动力，就会出现注意力不集中，反应变慢，记忆力下降。同事和家人发现你行为古怪、脾气烦躁、难以沟通，老公给你买包都很难让你开心。神经系统也不听使唤，心肌功能缺乏动力。如果这个时候你又开始做运动，情况是非常危险的，很可能出现眩晕、眼前发黑、肢体不协调，而导致身体受伤，甚至产生心律失调等问题。

2 流失肌肉，降低基础代谢率

分解脂肪和蛋白质给身体提供能量，当碳水化合物供应不足时，身体会产生糖原异生的情况——蛋白质承担起碳水化合物的部分供能责任，分解转化为糖供给能量。由于蛋白质可维持肌肉所需的营养，当蛋白质转化为葡萄糖时，肌肉分解，降低基础代谢，会最终造成一吃就长胖的情况。

3 掉头发，月经推迟或者不来

减肥过程中掉头发，月经不来，指甲光泽变差，都是能量摄入太少的信号。人体是非常机智的，一旦能量摄取不足，为了生存，它就会自动关闭一些非必需的功能。就如一辆功能很多的玩具车，给它装上 100% 电量的新电池后，开起来快，各种功能都运行顺畅。如果换成旧电池，还能跑得快吗？很多功能都会失灵！我们的身体也是一样的，亏空了那么多的能量，连维持活着最基本的能量都快不够了，怎么保持头发光泽？怎么养好卵巢子宫，维持生育功能？

4 病症的出现

不吃碳水化合物，肚子又饿，必然需要用别的食物来填充，如果我们吃进去的是高蛋白、高脂肪食物，这样的饮食结构容易引发电解质紊乱、低血压、尿酮症、血酮症、痛风、肾功能紊乱等问题。同时，长期高脂肪、低碳水化合物的饮食习惯容易降低胰岛素的敏感性，抑制胰岛素分泌，最终导致糖尿病的发生。

合理膳食结构，健康瘦

水果减肥法和生酮饮食法都是因为摄入过多的糖分而导致不瘦反胖，不合理的膳食结构对于产后妈妈的影响比一般人更大。

我国居民营养膳食宝塔，是以谷物为塔基，蛋白质的摄入量却相对不足。《中国居民膳食指南（2016）》以膳食宝塔的形式给出了各食物的建议摄入量，但我国大部分人饮食结构是不合理的——碳水化合物过多，蛋白质不足，蔬菜不足，油脂超标。植物中碳水化合物大部分以淀粉形式出现，像谷类：大米、小麦；豆类：绿豆、红豆、豌豆；薯类：马铃薯（土豆）、红薯，都应算在主食类，千万不可当菜吃！而增加蛋白质，建议大家多吃鱼虾蛋鸡等动物蛋白和各种植物蛋白，热量低，蛋白质含量高。

中国营养学会还推荐采用"中国居民平衡膳食餐盘"来搭配一天中的饮食，这种方法更直观，一餐的食物搭配清晰明了。餐盘分为4个部分，两份份额最大的是主食谷薯类及蔬菜类，两份小一些份额的是富含蛋白质的鱼、肉、蛋、豆类及水果类，另外特别强调了乳制品的重要性，单独放置了一杯牛奶。

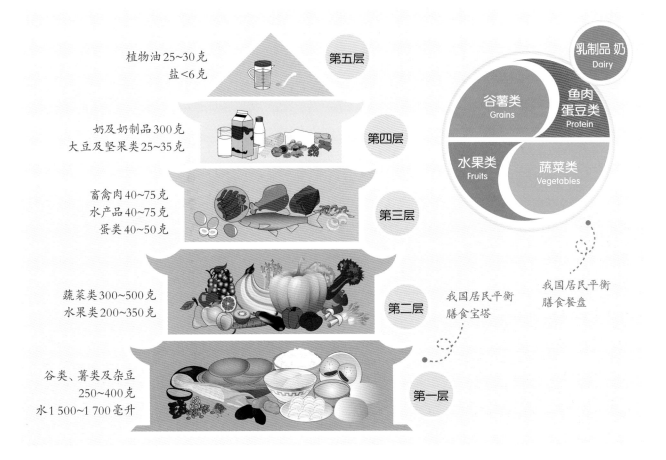

产后瘦身吃多少用手量

产后妈妈到底应该怎么吃才能达到既健康又瘦身的目的呢？通过学习营养学知识，结合实践，我总结出了一套不错的减脂期饮食方法。

首先，瘦身要遵循一个"黄金法则"——摄入小于消耗。简单地说，就是保证吃进去的卡路里数，小于身体一天运转所消耗的卡路里数，两者之间的这个差值，就会靠消耗身体多余脂肪来补偿，也就达到了减肥这个最初目的。

其次，就是合理膳食，保证营养摄入全面，不光三餐都要吃，还要有加餐！乍看之下，这两点好像是矛盾的，一天几顿饭的同时又要摄入小于消耗？可能吗？可能！只要依照前面提到的膳食餐盘（详见本书第25页），控制好食材的热量摄入，就可以达到健康瘦身的效果。

说到饮食控制，卡路里计算，很多人会觉得，卡路里计算？还要食物称量？简直太麻烦了！教大家一个非常简单有效的方法，来控制合适的热量摄入。美国精准营养推荐——手掌称量法。

我们每个人都自带一个适合自己的"食物称量器"，就是我们的手！一米五的人有一双小巧的手，一米七的人有一双修长的大手，不同大小的手，对应不同的身体需求，是我们便利的食物比例尺。

> 以身体量化饮食，远离枯燥的卡路里计算，注意烹饪方式，减少外出就餐，会让卡路里摄入变得更加可控。人体所需的营养素，全部掌握在自己的手心里。

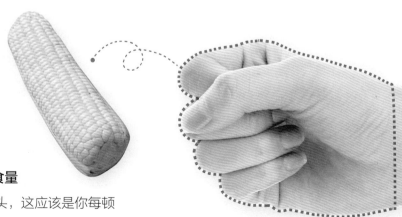

1拳头 ≈ 100克   主食量

把手攥成一个拳头，这应该是你每顿主食的量，可以选择粗细粮搭配，可以是米饭、杂粮馒头、杂豆粥、玉米、红薯等。

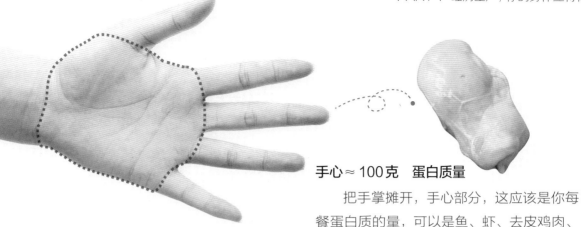

手心≈100克　蛋白质量

　　把手掌摊开，手心部分，这应该是你每餐蛋白质的量，可以是鱼、虾、去皮鸡肉、牛羊瘦肉、鸡蛋、豆腐等。

手心窝≈10克　坚果量

　　把手缩起，手心呈一个小窝状，小窝里面应该是你每天所需要的坚果量，可以是6~8个巴旦木（去壳），也就是美国杏仁。

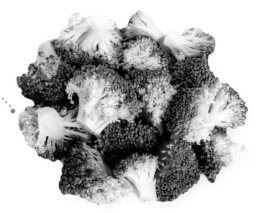

双手捧起≈500克　蔬菜量

　　双手捧起来，这里面装的应该是你一天进食蔬菜的量，注意要选择叶菜和瓜果类，像土豆和芋头、山药，这种淀粉含量高的根茎类植物，可不能算是蔬菜，应该分配到主食里。

哺乳妈妈瘦身7大饮食原则

> "母乳喂养的妈妈都希望能直接传递最佳营养给宝宝，为了提升奶水质量，荤素兼备、合理搭配才是产后恢复时期的饮食之道。"

牛奶可以提供充足的营养，促进妈妈身体恢复，还能增加乳汁分泌。

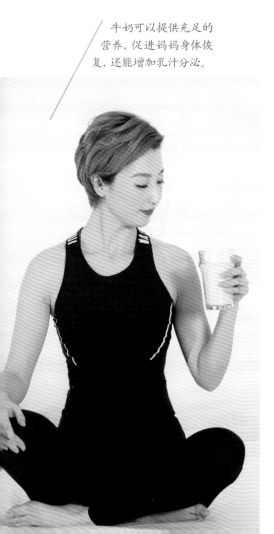

在产后瘦身的妈妈群体中，有一类特殊人群——哺乳妈妈。相比非哺乳妈妈，她们的烦恼似乎更多——想瘦身又怕自己吃得少导致奶量变少影响宝宝。其实不用担心，科学证明，纯母乳喂养的妈妈比不喂奶的妈妈更容易瘦身成功，恢复速度也更快。这是因为通过母乳喂养，身体要比普通人每天多消耗 2100~3360 千焦（500~800 千卡）的热量用于产奶。想要保证奶量又轻松瘦身，需要注意以下几点。

1. 保证足够热量

保证妈妈自身的热量需求，是保证奶量的前提。很多妈妈为了减肥不吃主食、不吃肉，每天饿得饥肠辘辘，自身营养都不足，如何提供多余的能量来给宝宝产奶呢？

哺乳妈妈每天要摄入约 9660 千焦（2300 千卡）的热量，减脂的哺乳妈妈每天也要摄入不少于 7560 千焦（1800 千卡）的热量，这样才能在瘦身的同时保证奶量。哺乳期减肥的原则是，在不减少食物分量的情况下，减少多余的热量。如何做到呢？烹饪方式是热量控制的关键，将原来的煎炒烹炸，改为煮炖蒸焖，减少过多油脂的摄入。

2. 少吃多餐，每餐八分饱

我们之所以会感觉到"饿"和"饱"，都是血糖在刺激我们的大脑中枢神经，从而引发的一种感受。当血糖低的时候，会引发下丘脑发生冲动，使胃发出饥饿的信号，大脑告诉身体，你需要吃饭了，你需要去找食物！

产后进入减脂期，妈妈们应循序渐进缩小因怀孕被撑大的胃的体积。建议采用 5~6 餐制，但不是顿顿大鱼大肉，而是在保证早中晚三餐好好吃饭之外，再有 2~3 次的加餐，可以是一个低糖水果，一份低糖或无糖酸奶，一小把坚果。少吃多餐，不用挨饿，轻松瘦身。

3.　粗细粮搭配吃

　　粗粮消化吸收慢，饱腹感更强，既不会引起胰岛素过大的波动，又不会造成脂肪的过度合成，是减脂期非常好的主食选择。但并不建议以粗粮完全取代细粮，粗粮中过多的膳食纤维加上减脂期油脂摄入的减少，会造成肠胀气、便秘的情况，很有可能你减肥没成功，每天排出的气体，先把老公逼得要跟你分房睡觉了。我的建议是每天有一餐以粗粮代替，可以是蒸红薯、煮玉米、蒸山药芋头、蒸糙米饭等。

4.　营养均衡，保证食物多样性

　　不同颜色的食物富含的维生素和矿物质是不同的，餐桌上食物色彩越多，种类越多，营养就越均衡。比如红色的番茄含有丰富的番茄红素；紫色的茄子皮总是被大家扔掉，但其实它含有花青素，可以抗氧化；橙色的胡萝卜含有丰富的 β-胡萝卜素，进入人体后会转化成维生素 A，对视力有益等。一个健康均衡的饮食结构应该是每天摄入食物的种类不少于 12 种，每周要达到 25 种。

> 产后妈妈均衡饮食是重点，合理摄入可以保证只补身体、不增体重，五谷类、蛋、鱼肉类、奶类、蔬菜类、水果类、油脂类等，都要纳入日常食谱。

5.　保证充足的钙、铁、锌

　　产后妈妈需要足够的钙，来恢复自己的身体，并通过乳汁给宝宝提供营养，《中国居民膳食指南（2016）》建议哺乳期女性每天摄入的钙要比普通女性多 200 毫克，达到 1000 毫克。奶制品含钙量高，吸收率高，是非常好的钙来源。建议哺乳妈妈，每天早上喝一袋 200 毫升牛奶，下午 2~3 点喝一杯 150 毫升无糖或低糖酸奶，晚上运动后再喝一袋 200 毫升牛奶，每天一共摄入 500 毫升左右的奶就可以达到钙建议摄入量的一半。剩下的一半，可以从深绿色蔬菜、虾皮、豆制品等食物中获得，同时还要注意每天进行 20~30 分钟的户外活动，适当晒太阳，可以将身体中维生素 D 的前体，转化成维生素 D，促进钙吸收。除了钙之外，铁和锌也是产后妈妈要注意补充的，我们可以在每周的饮食中增加 2 次动物肝脏，每次 30~50 克。

> 不能因为想减肥就拒绝吃肉类或油脂，这样会降低乳汁的质量，也不利于产后恢复。含铁丰富的动物内脏，含锌丰富的深海鱼和牡蛎，都是妈妈产后必不可少的补养佳品，每周补充 2 次为宜。

> 哺乳期的妈妈，每天应该摄入不少于 2 升的水，少量多次补充，才不会把胃部撑大。

6. 摄入足够的水分

产后补充水分是让身体"排毒"的必修课，饮水不足意味着体内代谢产生的废物无法完全清除。最好是白开水，不建议喝浓茶和咖啡。

7. 不喝油脂过多的汤

猪蹄汤、牛尾汤、鲫鱼汤是妈妈们经常喝的"下奶汤"，这类汤看似营养丰富，但其实不然，油脂含量很高。妈妈们在孕期已经存储了很多脂肪，哺乳期大可不必大补特补，尤其是这种脂肪含量过高的汤。不仅会造成自己脂肪堆积，还有可能会让宝宝长成肥胖儿，影响生长发育。白色的浓汤，里面的脂肪已经和汤水混合，很难过滤，建议妈妈们少喝为妙。至于减少喝汤时油脂摄入的方法，给大家提供 3 个小窍门：第一，可以在汤出锅后，表面放上几片紫菜，紫菜会将多余的油脂吸收，然后再把紫菜捞出扔掉。第二，可以在汤做好后冷冻一下，等油脂在表面上凝固，再用勺子撇去凝固的油脂。第三，用吸管穿过表面漂浮的油层，直接喝下面的汤水。

巧喝肉汤

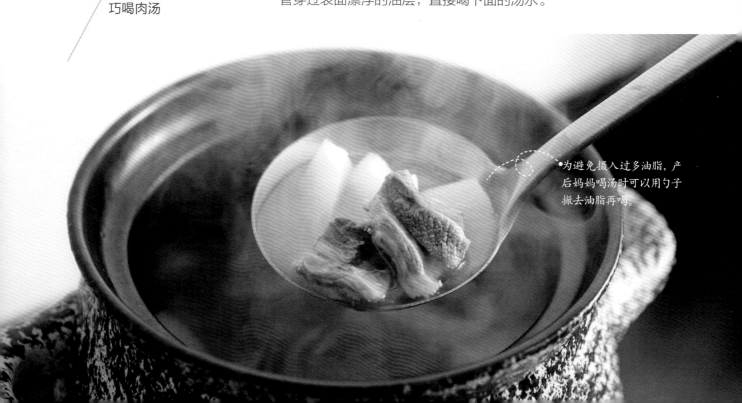

为避免摄入过多油脂，产后妈妈喝汤时可以用勺子撇去油脂再喝。

产后调养瘦身，饮食控制方法很重要

不论是哺乳妈妈还是非哺乳妈妈，产后瘦身的进程都切忌急躁。经过 10 个月的怀胎生产，我们的身体发生了很大的变化，与普通女性相比，调养恢复的重要性更甚于瘦身减脂。下面聊一聊吃的小技巧，这些技巧细小并琐碎，看似平常，但实际应用起来，你会发现对食欲的控制、食物的选择、减肥的速度都非常有帮助。

1. 有觉知地进食

很多人有这种体验，明明吃饱了，但还是馋嘴，这是因为进食时没有觉知。尤其是妈妈，要带孩子，又要做家务，吃饭时间都是挤出来的，机械性地填喂自己，没有把脑子放在吃饭这件事上，没有感知到吃下食物的味道，导致吃饱之后依旧很渴望食物。

你已经有多久没有好好坐在餐桌前，仔细品味白米饭的滋味了？米饭放进嘴中，米粒在唇齿间弹牙的感觉，经过咀嚼之后，淀粉通过唾液酶转化，变成麦芽糖，散发的丝丝甜味，有意识地体会这种感受，可以让大脑和身体都得到满足，减少无法控制的暴饮暴食。

2. 不节食，少吃多餐

节食，并不是控制饮食的好方式，它反而会激发你的进食欲望。当你晚上下班后，饥肠辘辘地去逛超市，你会在蛋糕甜品柜台前流连忘返，在炸鸡猪蹄柜台前迈不开腿，当你饿的时候，超市里的所有食物都那么诱人。不管你的减肥意志力有多强，都会带一些减肥禁品结账。相反，当你晚上吃饱饭，再去逛超市，你会发现，那些高油高糖的食物并没有那么大的诱惑力，你会理智地去计算，你要付出多少时间来运动才能消耗掉它们带来的热量。权衡之下，你自然就会去选购麦片、蔬菜、酸奶这些健康食材。

> 66 健康的体魄需要正常的食物供给来保证，产后妈妈在符合自身基础代谢的需求上，可适度调整饮食方法，最重要的是不能令自己经常出现饥饿感。当身体本能发出"吃"的强烈信号时，妈妈需要用更多的意志力来遏制，一旦放松，就会大吃特吃，长期下去，不但不能健康漂亮地瘦身，还容易患上暴饮暴食症。 99

> 66 控制饮食的好方式是少吃多餐，平衡一整天的血糖，不要让它过高——促进脂肪合成，也不要过低——引起对食物过分的渴望，这样才能控制好一整天的热量摄入。 99

> 不吃主食，短时间内可能会有不错的减重效果，一旦恢复主食，反弹是非常快的。如果长期摄入不足，还会造成记忆力卜降、反应迟钝、脾气暴躁，甚至永久性的损伤。

3. 重视碳水化合物

碳水化合物是每天为我们人体供能的重要营养元素，有效碳水化合物还有一个非常重要的功能，就是参与代谢。脂肪、供能、代谢，是需要碳水化合物来参与转化的，所以当碳水化合物摄入不足的时候，也会影响到脂肪的顺利代谢。

前文（详见本书第 24 页）已经提过戒断碳水化合物减肥对身体的伤害，再次强调一定要重视碳水的合理摄入。

4. 不吃过甜的水果

水果的热量虽然不高，但大家忽略了血糖生成指数（Glycemic Index, GI）这个概念。GI 高的食物，消化快、吸收快，使血糖快速升高，分泌胰岛素，促进脂肪合成，对减肥不利；GI 低的食物，饱腹感强、消化吸收慢，利于瘦身。例如西瓜，它的 GI 高达 72，显然不是减脂期的好选择，我们可以选择草莓、苹果、梨这类 GI 低于 50 的水果。当然不能用水果代替正餐，我们可以用低 GI 水果在两顿正餐之间做加餐，每天食用量不超过 250 克。

5. 扔掉零食和饮料

零食和饮料看似小小一罐，没有多少克，却是实实在在的"热量炸弹"，特别是饮料，喝下去不过几秒钟，想要把它消耗掉可要跑好几千米！要想减肥，先清空零食柜，扔掉所有饮料，换成牛奶、麦片、即食鸡胸肉这些健康食材。

产后减脂的妈妈可以选择苹果作为加餐，补充丰富的矿物质和维生素，同时有效预防产后便秘。

6. 少吃外食

外出就餐，哪怕是点一份青菜，为了菜品卖相好，厨师也会在出锅的时候勾个芡、淋上油。本来点青菜是为了瘦身，增加膳食纤维和维生素，但这一勺油无形中提高了这盘菜 2~3 倍的热量。《中国居民膳食指南（2016）》推荐每天摄入油脂不要超过 30 克，而外面饭馆里一道菜的油量，明显超标太多。

自己在家吃饭当然是减脂期最好的选择，但如果大家精力有限，没时间做饭，只能点外卖、去饭馆，怎么办？给妈妈们一个建议：如果不可避免外出就餐，准备一碗热水，太油的菜，过水涮一下。一顿饭结束，碗里的油就是一顿饭少摄入的热量。

7. 吃饭定量

饭桌上，一家人吃一大桌子菜，不知不觉就容易多吃。建议把自己要吃的菜拨到单独的盘子里，吃多少一目了然。胃部是一个伸缩性非常强的器官，我们把大碗换成小碗，分餐定量，就可以逐渐将已经撑大的胃部缩小至正常状态。

不要小瞧这些吃的小技巧，如果你不是一个特别喜欢运动的人，或者精力有限无法依靠运动瘦身减脂，学好怎么吃，就可以让减肥"抄近路"。

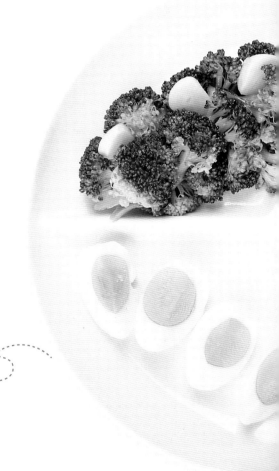

产后减脂期，妈妈们可以准备一个专门的餐盘，清楚掌握每餐各种食物的量，让饮食控制变得简单。

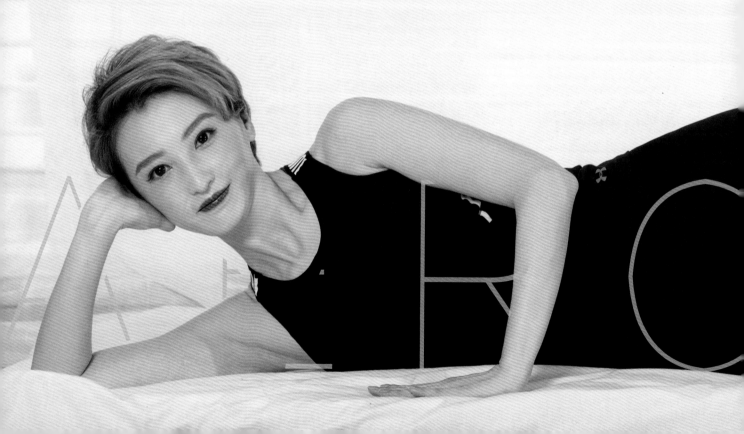

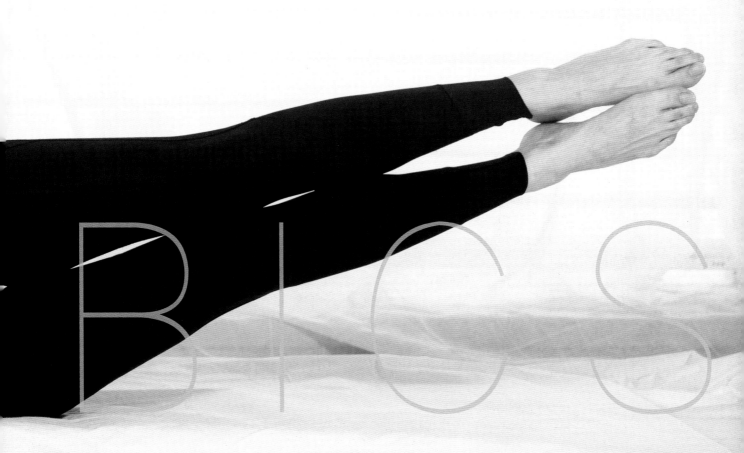

PART 2

产后恢复，
躺着就能瘦

挺拔胸部 找回有弹性的美胸

胸部是妈妈们 S 曲线中的重要一环，胸部的大小和挺拔与否，大部分是由基因决定的。除了基因以外，怀孕期间雌激素的大量分泌，使很多胸小的妈妈，在孕期也感受到了胸围变大、罩杯增加的美妙体验。但幸福只是一时的，在产后哺乳期结束后，随着身体脂肪的减少，雌激素恢复正常，乳腺萎缩，妈妈们发现自己的胸部不光变小，还变得似乎有些下垂了。

此外，如果妈妈们两侧乳房哺乳不均匀，还会出现双侧乳房大小不一的情况，而这种现象一旦发生，是很难改善纠正的。

练这里

如果你已经发生了乳房下垂的情况，不用担心，乳房是附着在胸人肌上的，加强对胸大肌的锻炼，可以改善胸部下垂的情况。

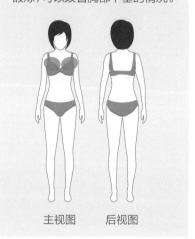

主视图   后视图

瘦身女王教你做

| Start | 动作一
哑铃上举 | 动作二
哑铃并手卧推 | 动作三
哑铃仰卧飞鸟 |

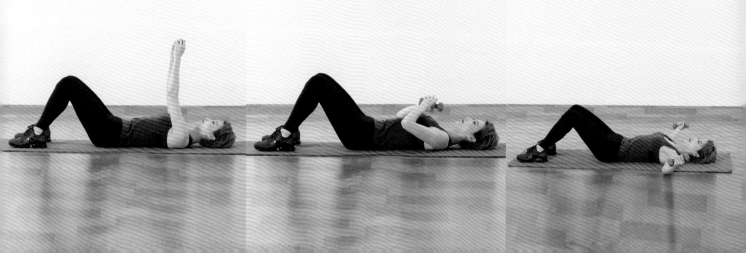

📏 测一测，你的乳房下垂了吗

　　胸部的挺拔和饱满与结缔组织相关、与乳房脂肪量相关、与胸大肌相关、与皮肤的弹性相关。结缔组织是连接胸部浅筋和胸肌筋膜的纤维束，也就是我们常说的悬韧带，起支撑的和固定乳房的作用。脂肪组织包裹除了乳晕之外的整个乳腺组织，脂肪组织层厚则乳房大，脂肪组织少，那么乳房就小。

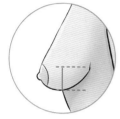

轻度：
下端超过乳房根部
1~2厘米

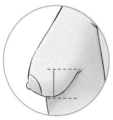

中度：
下端超过乳房根部
2~3厘米

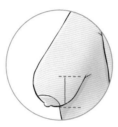

重度：
下端超过乳房根部
4~10厘米

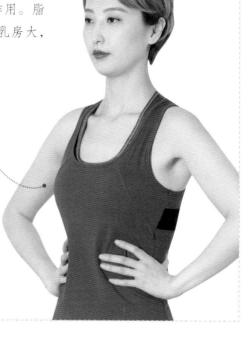

动作四	动作五	
哑铃推胸	跪姿俯卧撑	*Finish*

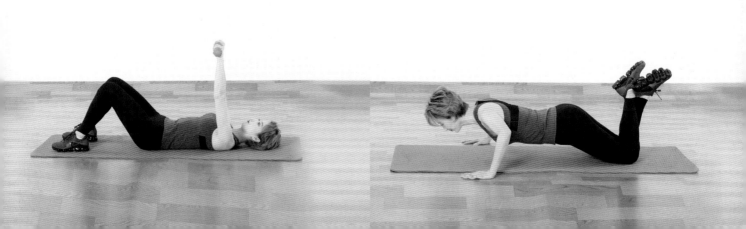

哑铃上举
紧实胸部肌肉恢复少女弹力

恢复目标： 提升胸大肌，改善产后胸部下垂

意识控制： 胸部肌肉发力

瘦身要领： 背部贴紧地面；手肘上举时微微弯曲，手臂向后举时不要完全放到地面上

恢复指数 1 2 **3** 4 5

动动就能瘦
10次为1组
练习3组
中间休息30秒

何时开始练
顺 产：产后1个月
剖宫产：产后3个月

① 仰卧，双腿弯曲，双脚分开，双手握住哑铃两侧，举在胸前上方。

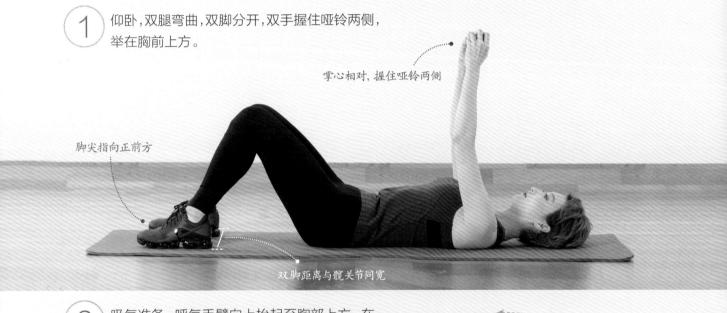

掌心相对，握住哑铃两侧

脚尖指向正前方

双脚距离与髋关节同宽

② 吸气准备，呼气手臂向上抬起至胸部上方，在顶端保持1~2秒，吸气然后手臂慢慢向头后落下。重复练习后，慢慢放落手臂。

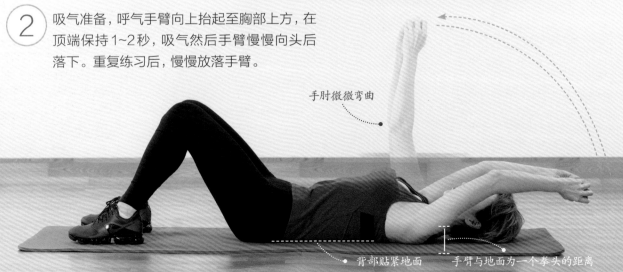

手肘微微弯曲

背部贴紧地面

手臂与地面为一个拳头的距离

哑铃并手卧推
摆脱产后乳房下垂

恢复目标： 预防产后胸部下垂，聚拢胸部肌肉
意识控制： 胸部肌肉发力
瘦身要领： 背部贴紧地面；预备姿势哑铃不要完全贴近胸部；举臂时手肘微微弯曲

恢复指数   1   2   3   4   5

动动就能瘦
10次为1组
练习3组
中间休息30秒

何时开始练
顺　产：产后1个月
剖宫产：产后3个月

① 仰卧，双腿弯曲，双脚分开，背部贴紧地面，双手交叠拿哑铃放于胸部正上方。

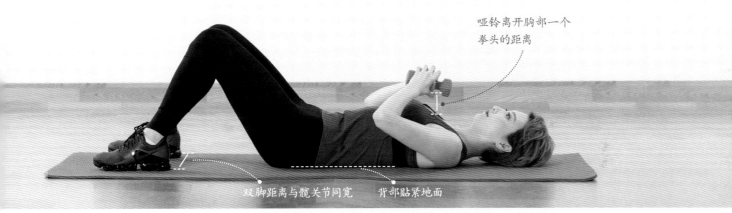

哑铃离开胸部一个拳头的距离

双脚距离与髋关节同宽　　背部贴紧地面

② 吸气准备，胸部肌肉发力，呼气手臂向上抬高，在顶端停1~2秒，吸气向下。

瘦身不伤身

⊗ 在推举哑铃时，手腕后翻，手臂伸得过直。

⊗ 推举哑铃时，没有从胸前向正上方推举，而是向斜前方推举。

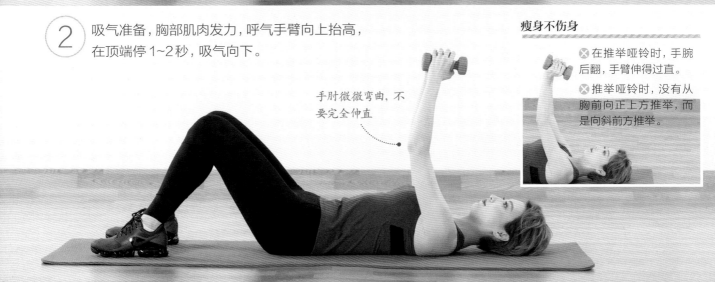

手肘微微弯曲，不要完全伸直

哑铃仰卧飞鸟
预防哺乳导致的乳房变形

恢复目标：聚拢胸部肌肉，让乳房恢复产前的挺拔与姣好
意识控制：胸部肌肉发力
瘦身要领：背部贴紧地面；双手打开平行于胸部，预备姿势胳膊离开地面；举臂时手肘微微弯曲，手腕不要向后翻

恢复指数	1	2	3	4	5

动动就能瘦
15次为1组
练习3组
中间休息30秒

何时开始练
顺　产：产后1个月
剖宫产：产后3个月

① 仰卧，双腿弯曲，双脚分开，双手各拿一个哑铃，打开，手心向上。

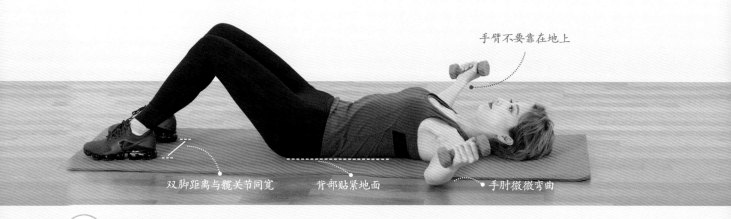

手臂不要靠在地上

双脚距离与髋关节同宽　　背部贴紧地面　　手肘微微弯曲

② 吸气准备，呼气肌肉发力，向上举起手臂，吸气还原。

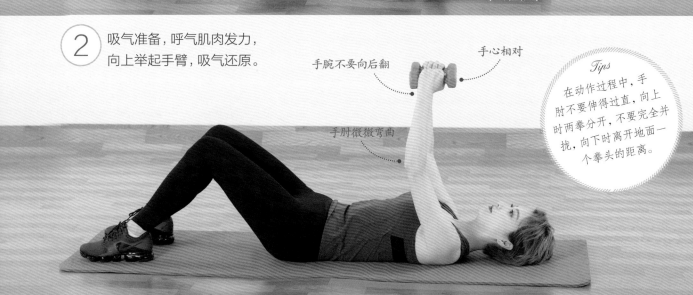

手腕不要向后翻　　手心相对

手肘微微弯曲

Tips
在动作过程中，手肘不要伸得过直，向上时两拳分开，不要完全并拢，向下时离开地面一个拳头的距离。

哑铃推胸
挺拔胸部，哺乳＋美胸兼得

恢复目标： 聚拢胸部肌肉，改善因哺乳造成的乳房松弛

意识控制： 胸部肌肉发力

瘦身要领： 背部贴紧地面；预备姿势双手平行于胸部，小臂与大臂成
90度；举臂时手腕不要外翻，向上向内聚拢

| 恢复指数 | 1 | 2 | 3 | 4 | 5 |

动动就能瘦
10次为1组
练习3组
中间休息30秒

何时开始练
顺　产：产后1个月
剖宫产：产后3个月

① 仰卧，双腿弯曲，双脚分开，双手各拿一个哑铃，打开
至胸部水平的位置，小臂垂直于地面。

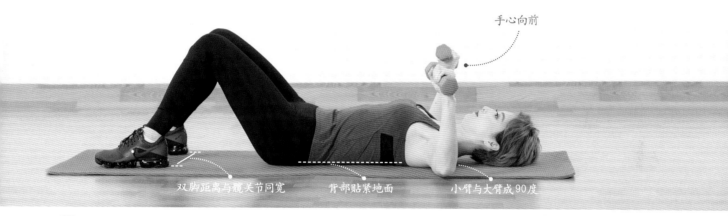

手心向前

双脚距离与髋关节同宽　　背部贴紧地面　　小臂与大臂成90度

② 吸气准备，呼气手臂向上向中间抬起，
手腕向上向内聚拢，呼气还原。

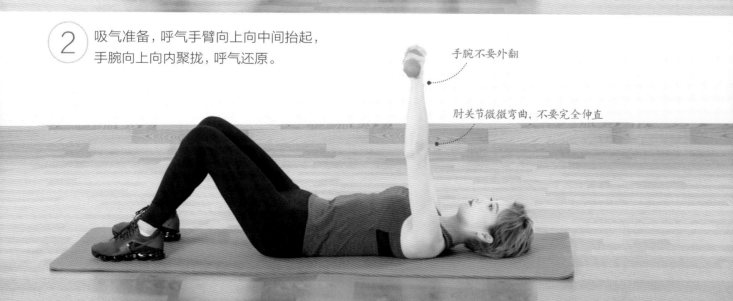

手腕不要外翻

肘关节微微弯曲，不要完全伸直

跪姿俯卧撑
保持妈妈乳房青春活力

恢复目标： 对胸部肌肉的刺激，产后胸部塑形

意识控制： 胸部肌肉发力，腹部收紧

瘦身要领： 预备姿势双腿分开与髋关节同宽，双手打开两个肩膀的距离；身体向下时背部挺直，收紧腰腹核心，不要塌腰

1 跪立，双手和双膝着地，双腿分开与髋关节同宽，双手打开两个肩膀的距离。小腿交叉，注意收紧腰腹。

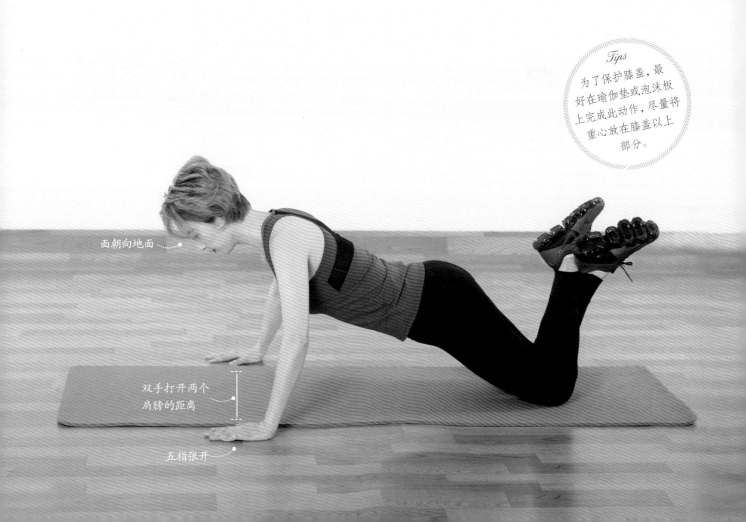

Tips
为了保护膝盖，最好在瑜伽垫或泡沫板上完成此动作，尽量将重心放在膝盖以上部分。

面朝向地面

双手打开两个肩膀的距离

五指张开

恢复指数 　1 2 3 4 5

动动就能瘦
8次为1组
练习3组
中间休息30秒

何时开始练
顺　产：产后1个月
剖宫产：产后3个月

② 吸气身体向下，呼气胸部肌肉发力，
双手推地，撑起身体。

瘦身不伤身

⊗腹部没有收紧。
⊗背部没有挺直。
⊗撅屁股。

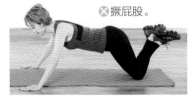

不要塌腰

身体尽可能贴近地面

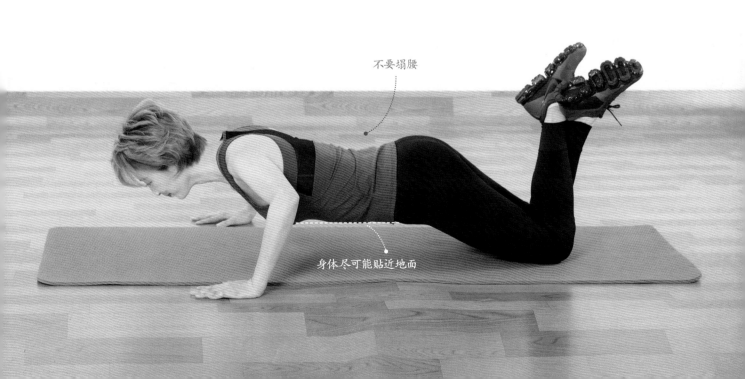

练好腹部 如少女般紧实

产后妈妈们变化最大的就是肚子了，也就是腹部。怀孕中，随着孩子的长大，母亲的肚子会变得越来越大，不断增大的子宫会将我们的两条腹直肌从腹白线的位置拉开，造成腹直肌分离的现象。腹直肌分离不仅会造成产后肚子依旧松松垮垮，影响美观，严重的还会导致小肠疝气。

腹直肌分离通常会自行恢复，但时间会比较长，如果你的腹直肌没有恢复到正常，不建议去做很多锻炼腹部的动作，因为盲目的训练，会加剧腹直肌的分离。在做训练之前，希望大家可以自检一下腹直肌的分离情况。

练这里

产后腹部容易松松垮垮，本节介绍12种适合产后妈妈恢复的高效训练动作，从激活到基础再到进阶，难度层层递增。

主视图　　　后视图

☆ 瘦身女王教你做

Start

动作一	动作二	动作三
腹横肌激活——收腰呼吸大法	腹部激活	胸部抬起

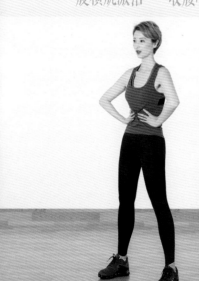
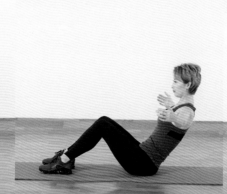
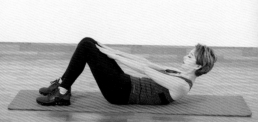

别着急，锻炼之前测一测腹直肌

　　仰卧在瑜伽垫上，腹部用力，轻轻抬起头与肩胛骨，把手指并排垂直于腹直肌方向，在肚脐上方一点的位置向下按压，感受腹直肌的分离距离，1~2指的距离是恢复正常的状态，如果间隙大于3个手指宽度，或者更多，那么一定要避免剧烈的腹部锻炼。可以在平时尝试戴收腹带来帮助收紧和恢复。

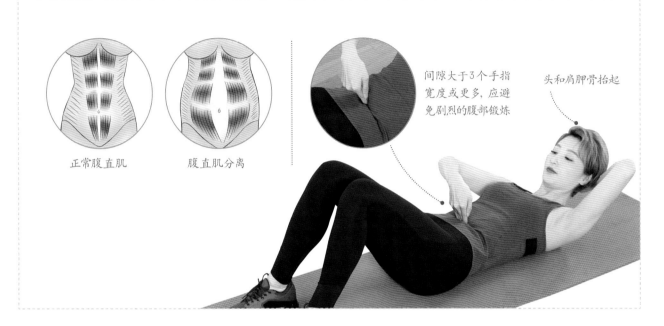

正常腹直肌　　　　腹直肌分离

间隙大于3个手指宽度或更多，应避免剧烈的腹部锻炼

头和肩胛骨抬起

动作四	动作五	动作六
静力撑初级	**四点支撑中级**	**四点跪姿支撑进阶**

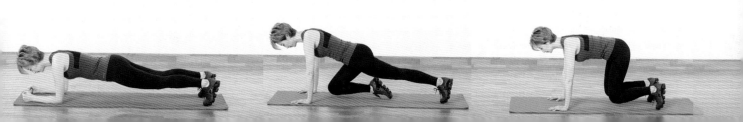

整个孕期，我们的腹部呈现一种由内而外变大的趋势，所以深层核心肌肉的改变，更应该引起我们的关注。腹部深层另一个非常重要的肌肉就是腹横肌，它像一件紧身衣，紧紧包裹住我们的躯干，保护我们的内脏，当有人想击打你的腹部时，它会紧紧绷起，保护你的内脏。

但是因为孕期，我们的肚子从内而外被撑大，内脏错位，10 个月缺乏腹部锻炼，造成腹横肌松弛。妈妈们觉得腰腹围度很难改善，有的时候不仅仅是因为脂肪层厚，还有很大一部分原因是由腹横肌没有收紧导致的。

练这里

腹横肌位于腹直肌的下层，在我们腰腹一圈的位置，学会收紧腹横肌，一个月至少可以缩小 10 厘米的围度！

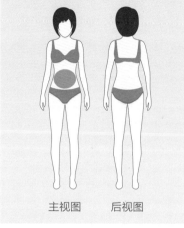

主视图   后视图

☆ 瘦身女王教你做

动作七	动作八	动作九
跪姿侧支撑	仰卧抬腿	单腿伸展

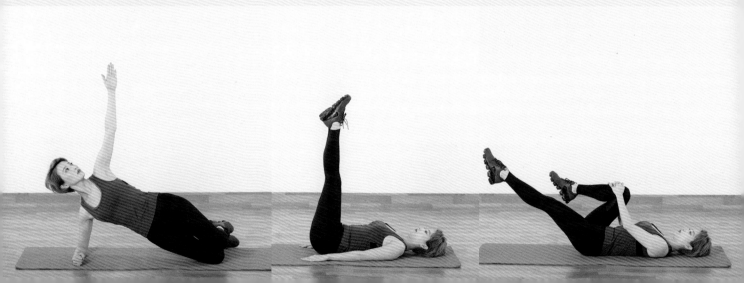

腹横肌位置自测

　　站立姿势,咳嗽一下,上腹部收缩的那块肌肉就是腹横肌,它位于我们的肌肉深层,作用是保护我们腹内的重要器官。既然找到了很久没有锻炼的腹横肌,就要先激活,然后再做针对性练习。

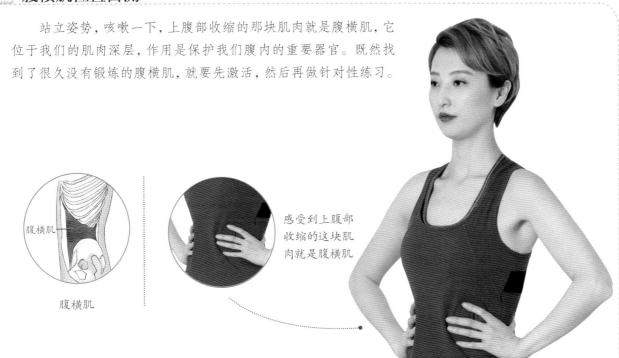

腹横肌

感受到上腹部收缩的这块肌肉就是腹横肌

动作十	动作十一	动作十二	
双腿伸展	100拍	100拍进阶	*Finish*

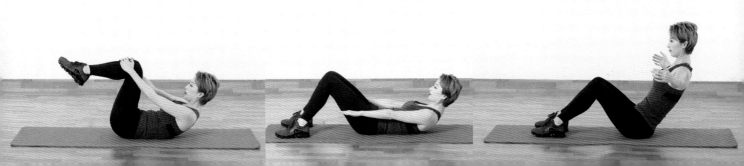

腹横肌激活——收腰呼吸大法
产后紧致腹部

恢复目标：激活腹横肌，启动产后腹部运动
意识控制：收紧腹部
瘦身要领：用鼻吸气，用嘴吐气，边吐气边收紧腹部

| 恢复指数 | 1 | 2 | 3 | 4 | 5 |

动动就能瘦
3次吐气为1组
练习3组
中间休息30秒

何时开始练
顺　产：产后1个月
剖宫产：产后3个月

① 站立，双脚分开，与肩同宽，双手叉腰。

② 用鼻子吸气，让空气灌满胸腔。

③ 用嘴缓缓吐气，边吐气边收紧腹部，感觉已经没气可吐的时候，给腹部一个压力，再吐一口气。

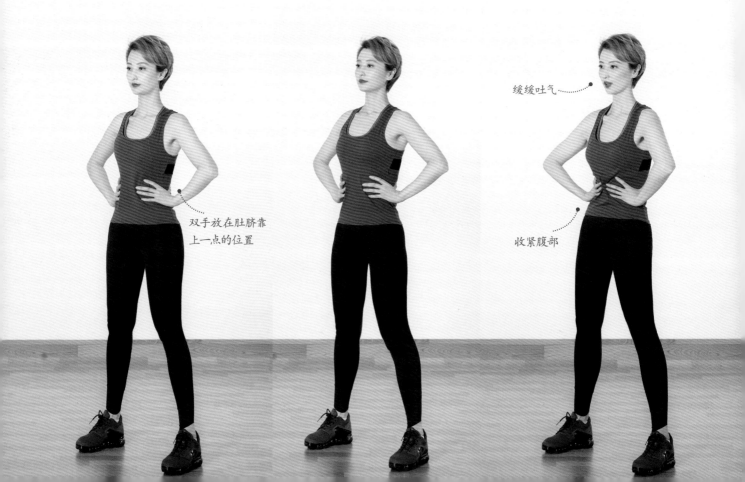

双手放在肚脐靠上一点的位置

缓缓吐气

收紧腹部

腹部激活
紧实妈妈腹部肌肉

恢复目标：锻炼腹部肌肉，增强妈妈腹部力量
意识控制：吐气的同时收紧腹部
瘦身要领：伴随呼吸收紧、放松腰腹

恢复指数　1　2　3　4　5

动动就能瘦
10~15次为1组
练习3组
中间休息30秒

何时开始练
顺 产：产后1个月
剖宫产：产后3个月

① 坐姿，双脚打开，与肩同宽，身体向后倾，双臂向前伸直，摆在膝盖上。

脚尖与膝盖在同一条直线上，指向正前方

大小腿成90度

与肩同宽

② 吸气准备，双臂抬起，平行地面，掌心相对。呼气双臂向两侧打开，吸气还原。

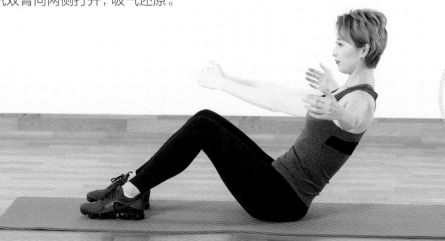

Tips
双臂伸直的同时呼气，随着呼气，感受腰腹之间在变细，收紧。

胸部抬起
收紧小腹，辅助子宫复位

恢复目标： 锻炼上腹部肌肉，促进腹部重新开始有效工作
意识控制： 腹肌紧绷
瘦身要领： 靠腹部的肌肉发力，带动上半身抬起

恢复指数	1	2	3	4	5

动动就能瘦
15~20次为1组
练习3组
中间休息30秒

何时开始练
顺　产：产后2个月
剖宫产：产后5个月

① 仰卧，双腿弯曲，双脚分开，背部紧贴瑜伽垫，
　双手放在大腿上。

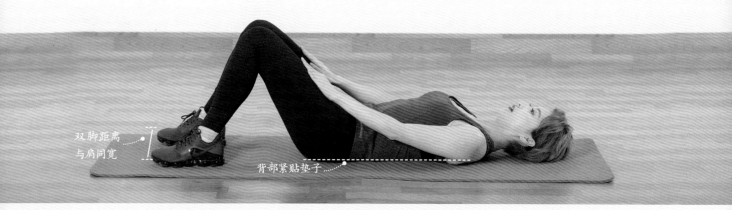

双脚距离
与肩同宽

背部紧贴垫子

② 抬起头部，收紧下巴，用腹部的力量带动起上半身，至肩胛骨
　离开垫子，手随着身体向上向膝盖滑动，而后吸气，身体下落，
　还原，重复动作。

Tips
这个动作重点在于保持身体控制，双手滑向膝盖时动作要缓慢。

手臂伸至膝盖高点

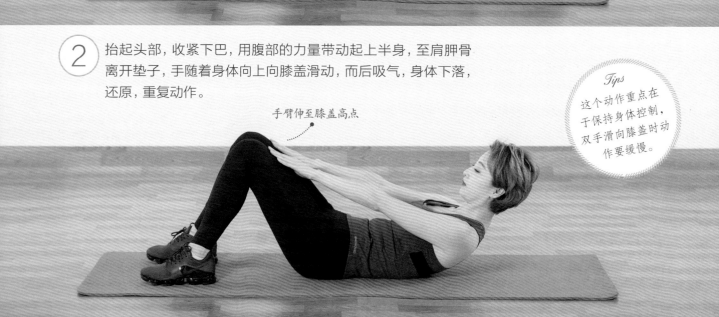

静力撑初级
产后腹部不再松垮

恢复目标： 锻炼腹部肌肉，减掉腹部赘肉
意识控制： 吐气的同时收紧腹部
瘦身要领： 手臂和脚尖力量支撑身体的同时，收紧腰部

恢复指数　1　2　3　4　5

动动就能瘦
15秒为1组
练习4组
中间休息1分钟

何时开始练
顺　产：产后3个月
剖宫产：产后6个月

① 跪立，双手、双肘和双膝着地。双手打开与髋同宽，双脚打开与髋关节同宽，脚尖点地。

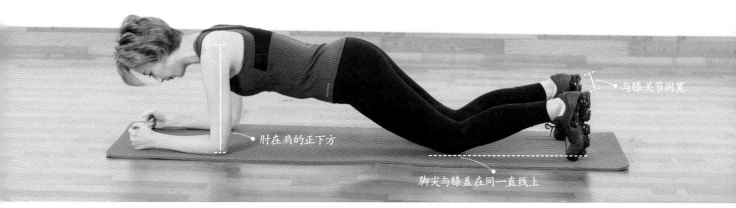

与膝关节同宽

肘在肩的正下方

脚尖与膝盖在同一直线上

② 抬起膝盖，撑起身体。再次屈膝，还原。不断练习。

保持头、背、臀、脚跟在一条直线上

Tips
屈膝时膝盖不能碰地，头部向上向后顶，收紧核心，保持核心的稳定性，身体不要晃动。

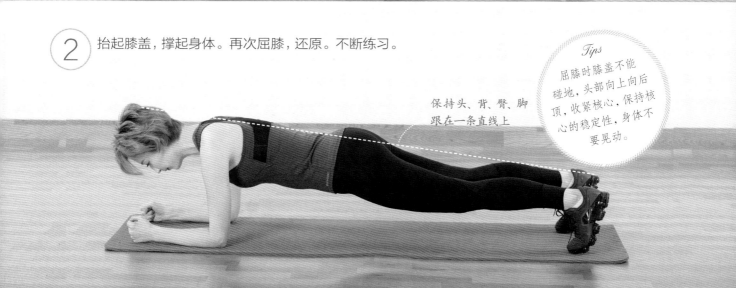

四点支撑中级
告别宝宝撑出来的大肚子

恢复目标：锻炼腹部肌肉，帮妈妈瘦腹部
意识控制：吐气的同时收紧腹部
瘦身要领：四肢支撑；单腿弯曲找同侧手肘

恢复指数　1　2　3　4　5

动动就能瘦
左右腿各15秒为1组
练习3组
中间休息30秒

何时开始练
顺　产：产后3个月
剖宫产：产后6个月

① 双手、双脚支撑在瑜伽垫上，身体在一条直线上。

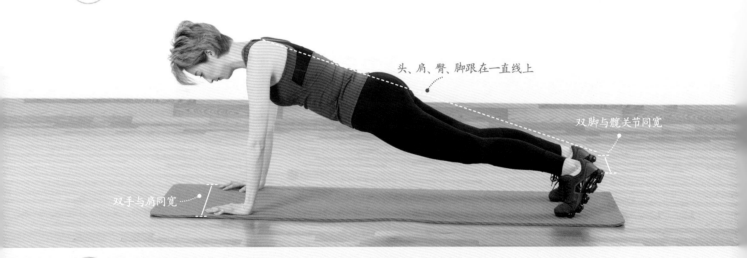

头、肩、臀、脚跟在一直线上

双脚与髋关节同宽

双手与肩同宽

② 吸气准备，呼气屈右膝，上提，用膝盖去找同侧手肘，还原，换脚练习。保持呼吸顺畅。

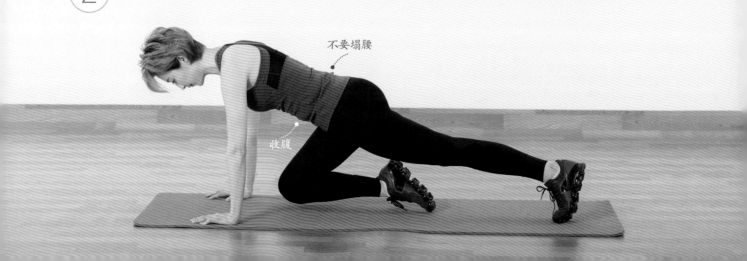

不要塌腰

收腹

四点跪姿支撑进阶
产后练出小蛮腰

恢复目标： 锻炼腹部肌肉，产后收紧小腹
意识控制： 吐气的同时收紧腹部
瘦身要领： 四肢跪立支撑，练习时膝盖轻抬，撑起身体，用鼻吸气，用嘴吐气

| 恢复指数 | 1 | 2 | 3 | 4 | 5 |

动动就能瘦
15~25秒为1组
练习3组
中间休息30秒

何时开始练
顺 产：产后1个月
剖宫产：产后3个月

① 跪立，双手和双膝着地。双手打开与肩同宽，脚尖点地。

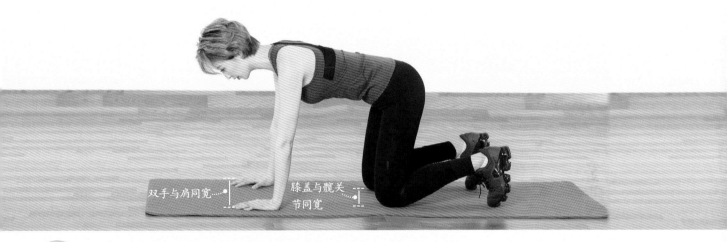

双手与肩同宽

膝盖与髋关节同宽

② 将膝盖轻抬，撑起身体，用鼻子吸一口气，尽全力用嘴向外吐气，做10次呼吸，还原。

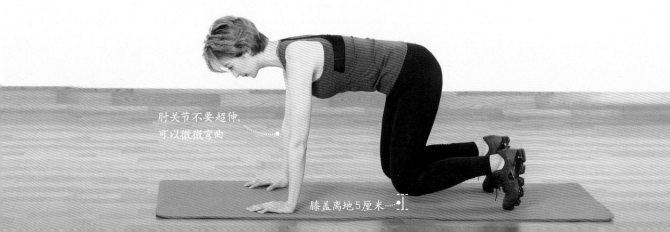

肘关节不要超伸，可以微微弯曲

膝盖离地5厘米

跪姿侧支撑
减掉孕期长出的腹部赘肉

恢复目标：刺激腹部肌肉，稳定身体平衡
意识控制：腹肌紧绷
瘦身要领：腿部弯曲成90度，头、肩、臀、大腿在一条直线上

恢复指数　1　2　3　4　5

动动就能瘦
左右各30秒为1组
练习3组
中间休息30秒

何时开始练
顺　产：产后1个月
剖宫产：产后3个月

侧卧，将下方臂支撑在地面上，双膝向后屈，保证膝盖、髋部、肘部成一条直线。抬上方臂，至手指指向天花板。胯部轻轻抬起，支撑30秒。还原，交换体位练习。

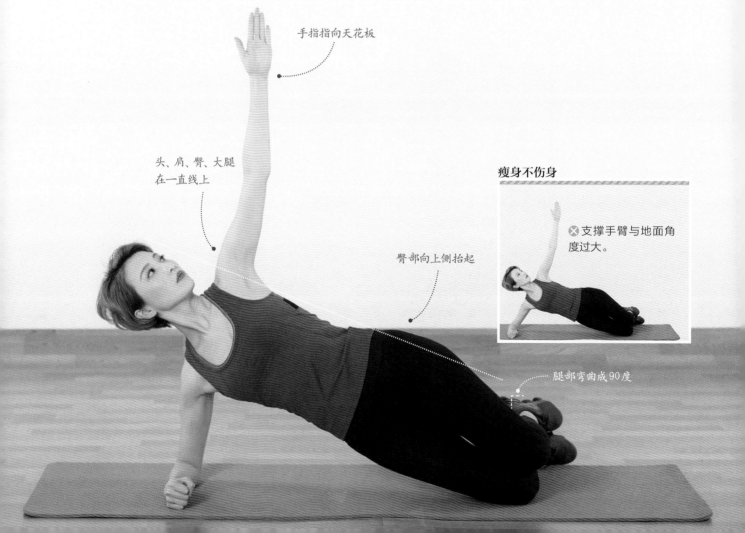

手指指向天花板

头、肩、臀、大腿
在一直线上

臀部向上侧抬起

瘦身不伤身

❌支撑手臂与地面角
度过大。

腿部弯曲成90度

仰卧抬腿
摆脱腹部"游泳圈"

恢复目标: 锻炼下腹部, 让妈妈的腹部变坚实

意识控制: 抬腿吸气, 落腿呼气, 意念集中于腹肌

瘦身要领: 落腿时, 用腹肌控制住, 缓缓落下

恢复指数 1 2 **3** 4 5

动动就能瘦
20次为1组
练习3组
中间休息30秒

何时开始练
顺 产: 产后3个月
剖宫产: 产后6个月

仰卧, 双手自然放于身体两侧。双腿向上抬起, 至脚尖指向天花板。靠下腹部的力量将双腿缓缓落下, 越往下你就会觉得腹部在用力, 腹部会越酸, 然后再缓缓抬起。

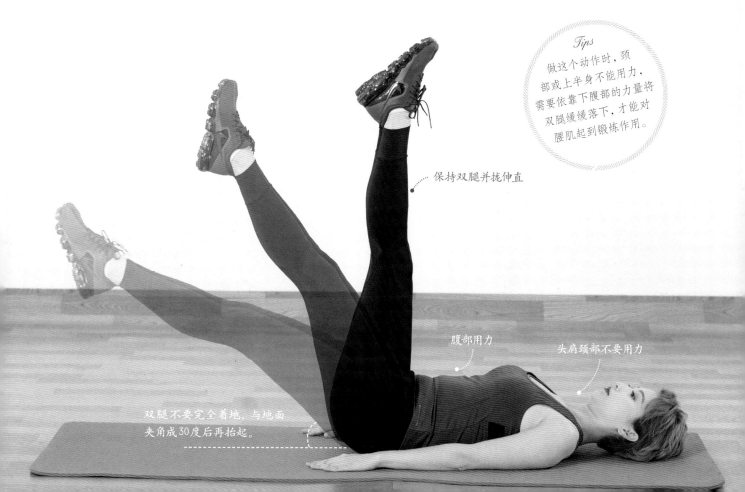

Tips
做这个动作时, 颈部或上半身不能用力, 需要依靠下腹部的力量将双腿缓缓落下, 才能对腰肌起到锻炼作用。

保持双腿并拢伸直

腹部用力

头肩颈部不要用力

双腿不要完全着地, 与地面夹角成30度后再抬起。

单腿伸展
瘦出腹部性感曲线

恢复目标：收紧腹部，使妈妈的腹部变性感
意识控制：换腿时吸气，抱腿时呼气，意念集中于腹肌
瘦身要领：动作过程中保持自然呼吸

恢复指数　1　2　3　4　5

动动就能瘦
左右腿各15次为1组
练习3组
中间休息30秒

何时开始练
顺　产：产后2个月
剖宫产：产后5个月

① 仰卧，双腿稍稍抬起，离开瑜伽垫至45度夹角，一条腿伸直，一条腿弯曲，用双手抱住弯曲腿的膝盖，向身体拉近。

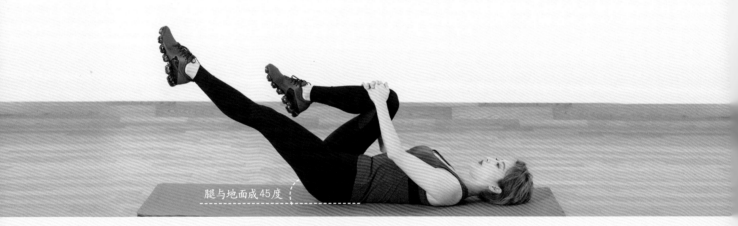

腿与地面成45度

② 上半身轻轻抬起，至肩胛骨离开瑜伽垫。
交替伸腿。

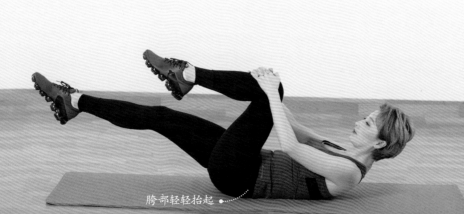

Tips
这个动作重点在于保持身体控制和骨盆稳定性，双腿交替时避免扭动腰部。

胯部轻轻抬起

双腿伸展
恢复腹部肌肉弹性

恢复目标：收紧腹肌，告别产后松垮小肚腩
意识控制：伸展身体时吸气，抱腿时呼气
瘦身要领：腹部用力，带动起上半身

恢复指数 1 2 3 4 5

动动就能瘦
20次为1组
练习3组
中间休息30秒

何时开始练
顺 产：产后2个月
剖宫产：产后5个月

① 仰卧，双手向头顶方向伸直。双腿稍稍抬起，离开瑜伽垫，至60度夹角。

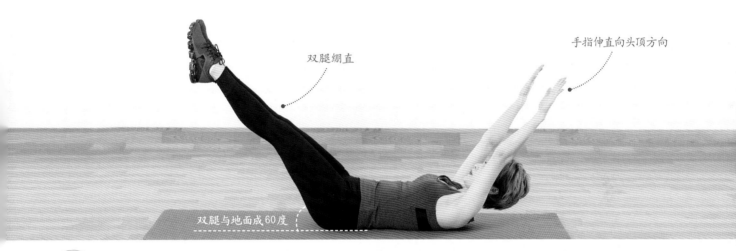

手指伸直向头顶方向

双腿绷直

双腿与地面成60度

② 上半身轻轻抬起，至肩胛骨离开瑜伽垫，双腿弯曲，双手向身体两侧打开画圈，向前抱住膝盖，再回到动作1。双腿、双臂打开再重复练习，动作过程中保持自然呼吸。

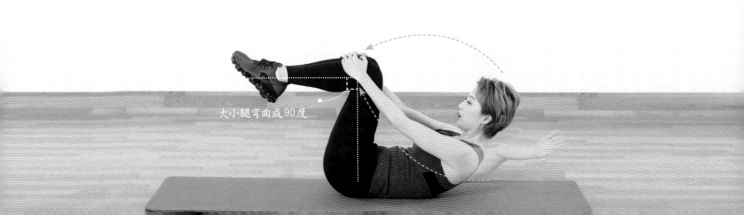

大小腿弯曲成90度

100拍
找回孕前平坦小腹

恢复目标：刺激腹部肌肉，减小腰腹围度

意识控制：拍打过程中，如果身体处于不稳定状态，用核心力量平衡身体

瘦身要领：拍打过程中，每吸气1次拍打5次，每呼气1次拍打5次

恢复指数	1	2	3	4	5

动动就能瘦
100次为1组
练习2组
中间休息1分钟

何时开始练
顺　产：产后2个月
剖宫产：产后5个月

1　仰卧，双腿弯曲，双脚分开与肩同宽。收紧下巴，双手向上伸直，手指指向天花板，掌心向前。

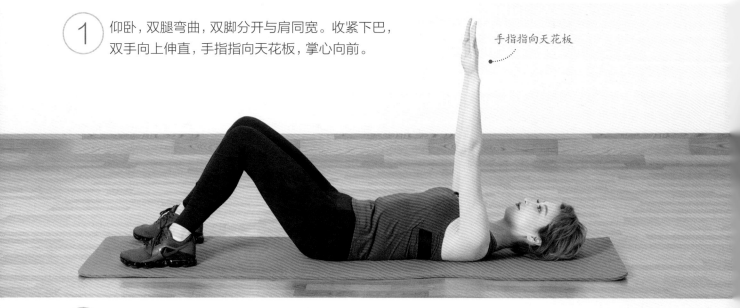

手指指向天花板

2　双手下压，用腹部带动上半身抬起至肩胛骨离开垫子，手臂在双腿外侧轻轻向下拍打100次。

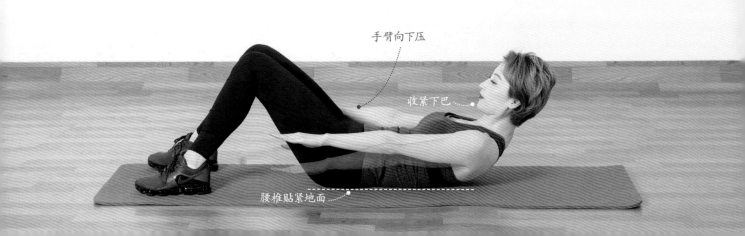

手臂向下压

收紧下巴

腰椎贴紧地面

100拍进阶
甩掉"妈咪肚"

恢复目标： 刺激腹部肌肉，产后瘦腹

意识控制： 拍打过程中，如果身体处于不稳定状态，用核心力量平衡身体

瘦身要领： 拍打过程中，每吸气1次拍打5次，每呼气1次拍打5次

恢复指数　1　2　3　4　5

动动就能瘦
100次为1组
练习2组
中间休息1分钟

何时开始练
顺　产：产后2个月
剖宫产：产后5个月

① 仰卧，屈双膝并拢抬起，至小腿与地面平行，大小腿成90度，收紧下巴，双手伸直指向天花板。

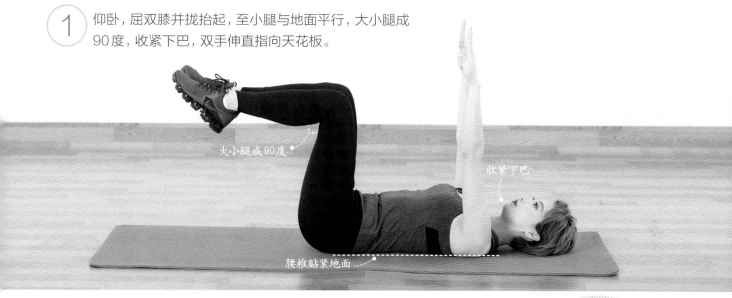

大小腿成90度

收紧下巴

腰椎贴紧地面

② 双手下压，用腹部带动上半身至肩胛骨离开垫子，手臂在双腿外侧轻轻向下拍打100次。

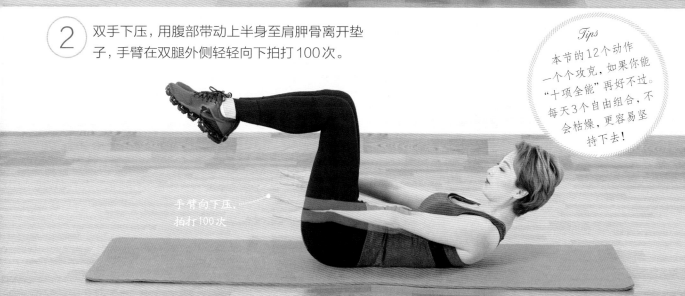

手臂向下压，拍打100次

Tips
本节的12个动作一个个攻克，如果你能"十项全能"再好不过。每天3个自由组合，不会枯燥，更容易坚持下去！

提臀部 再现S形身材

　　产后妈妈的另一大困扰，就是屁股变大，收不回去了，即便体重已经恢复到孕前，但是从前的牛仔裤还是系不上扣，胯部明显比原来大了一圈。这是什么原因呢？

　　骨盆中的耻骨联合部位是由韧带和软组织构成的，孕期，身体会分泌一种松弛激素，使骨盆韧带、耻骨联合变得松弛，以便分娩的时候宝宝可以顺利娩出，产后妈妈如果不进行骨盆稳定性的训练，会造成耻骨复位不良，骨盆变宽，屁股变大，甚至还会有耻骨错位的情况出现，造成产后耻骨疼痛，严重的情况下甚至不能走路。

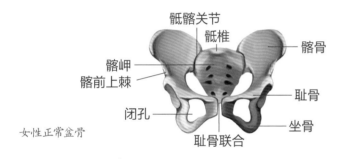

女性正常盆骨

骶髂关节
骶椎
髂骨
髂岬
髂前上棘
耻骨
闭孔
坐骨
耻骨联合

练这里

　　针对女性骨盆肌肉的训练尤为重要，本节介绍4种适合产后妈妈训练骨盆肌肉的动作，让臀围不止瘦一圈！

主视图　　后视图

♛ 瘦身女王教你做

| Start | 动作一 侧卧骨盆训练——蚌式 | 动作二 臀部训练初级 |

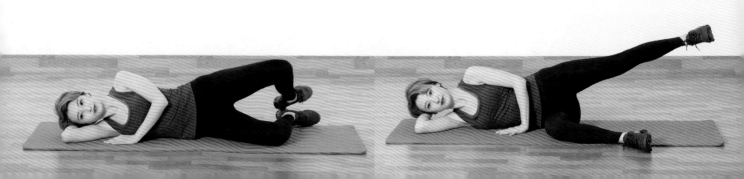

热身训练——臀桥

　　在做臀部锻炼之前，我们可以先做臀部的激活训练——臀桥。注意夹紧臀部肌肉，脚后跟向下踩实，感觉膝盖向上一直延伸，帮助更好地收紧大腿后侧肌肉。

　　仰卧，屈膝，双脚打开与髋关节同宽，双手自然放于身体两侧，膝关节与第二脚趾在同一条水平线上，都指向正前方。呼气臀部发力，带动臀部离开地面，保持肩部、髋关节、膝盖在一条直线上。吸气还原，臀部下落时不要接触地面。

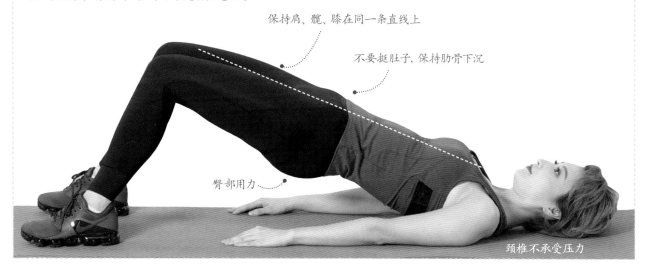

保持肩、髋、膝在同一条直线上

不要挺肚子，保持肋骨下沉

臀部用力

颈椎不承受压力

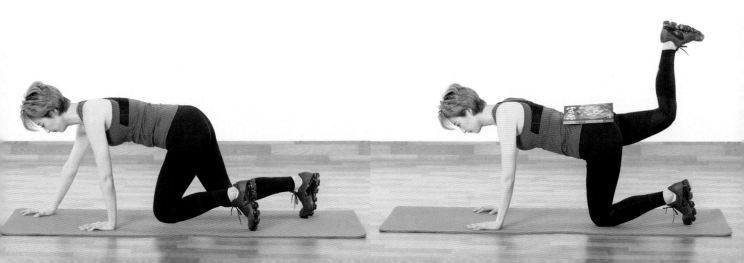

动作三
爬行训练

动作四
跪姿伸髋

Finish

侧卧骨盆训练——蚌式
产后紧实臀部肌肉

恢复目标： 重塑妈妈臀部线条
意识控制： 注意力集中在臀部肌肉上
瘦身要领： 整个过程保持收腹和骨盆垂直于地面

恢复指数　1　2　3　4　5

动动就能瘦
左右各20次为1组
练习3组
中间休息30秒

何时开始练
顺　产：产后1个月
剖宫产：产后3个月

① 侧卧，下方臂放在头下，上方臂放在身体前侧做支撑，双腿向后弯曲90度，保持骨盆垂直于地面。

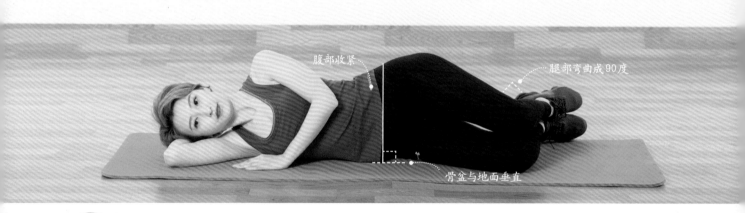

腹部收紧

腿部弯曲成90度

骨盆与地面垂直

② 上方腿部尽力打开，然后再放下去。吸气时腿向下放，呼气时腿向上打开，练习2次后交换体位练习。

Tips
做这个动作时，需要依靠臀部的力量将上方腿向上抬起，对盆骨稳定性起到锻炼作用。

双脚脚后跟紧贴

身体贴紧地面

臀部训练初级
告别产后 "大屁股"

恢复目标: 紧实臀部肌肉, 改善孕期变宽的臀部
意识控制: 注意力集中在臀部肌肉上
瘦身要领: 整个过程保持收腹和骨盆垂直于地面

恢复指数　1　2　3　4　5

动动就能瘦
左右各15~20次为1组
练习3组
中间休息30秒

何时开始练
顺　产: 产后1个月
剖宫产: 产后3个月

①　侧卧, 下方臂放在头下, 上方臂放在身体前侧做支撑, 下方腿向前弯曲90度, 上方腿向后侧伸直, 勾脚尖。

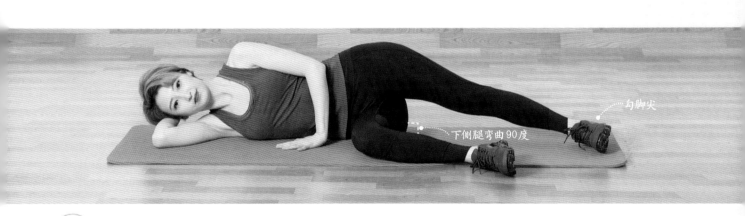

勾脚尖
下侧腿弯曲90度

②　吸气准备, 呼气向后上方抬上方腿, 抬到最高点时保持1~2秒, 给臀部更大的刺激。吸气还原, 做15次为一组交换腿练习。

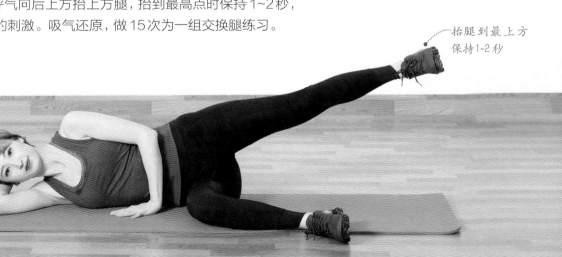

抬腿到最上方
保持1~2秒

爬行训练
找回结实稳固的美臀

恢复目标： 辅助产后妈妈骨盆复位

意识控制： 保持身体不要晃动

瘦身要领： 左手右膝盖，右手左膝盖，依次向前移动

恢复指数　1　2　3　4　5

动动就能瘦
向前移动3步、向后移动3步为1组
练习4组
中间休息30秒

何时开始练
顺　产·产后1个月
剖宫产·产后3个月

① 跪立，双手和双膝着地，手臂在肩的正下方，与肩同宽支撑身体，膝盖在髋关节的正下方，大腿与地面成90度，脚尖着地。

② 膝盖微微抬起，距离地面10厘米。

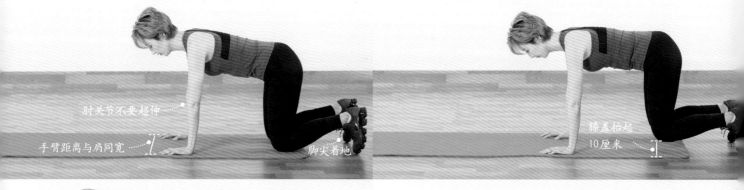

肘关节不要超伸

手臂距离与肩同宽

脚尖着地

膝盖抬起10厘米

③ 左手右膝盖，右手左膝盖，交替向前爬动。

④ 依次向前移动3步，移动的同时注意收腹。

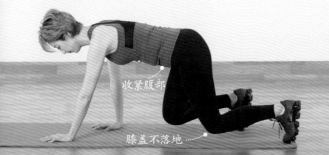

收紧腹部

膝盖不落地

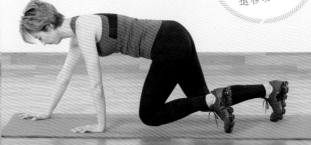

Tips
保持整个身体的稳定性，向前移动3步后可以再向后倒退移动3步。

跪姿伸髋
提升臀围线

恢复目标：锻炼骨盆稳定和核心部位，调整因分娩被撑大的骨盆
意识控制：收紧腰腹部肌肉，伸腿时有意识地控制大腿肌肉发力
瘦身要领：一侧大腿向后向上伸直

恢复指数 1 2 3 **4** 5

动动就能瘦
左右腿各 10 秒为 1 组
练习 2 组
中间休息 1 分钟

何时开始练
顺 产：产后 1 个月
剖宫产：产后 3 个月

① 跪立，双手和双膝着地，手臂在肩的正下方，与肩同宽支撑身体，膝盖在髋关节的正下方，大腿与地面成 90 度，脚尖着地。

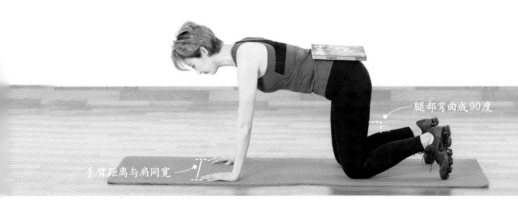

腿部弯曲成 90 度

手臂距离与肩同宽

② 保持身体稳定（可以在腰与骨盆间，放一本书，保持不掉落），右腿保持 90 度弯曲慢慢向后向上伸展，另一条腿脚尖着地，身体不能晃动。保持 10 秒，换腿练习。

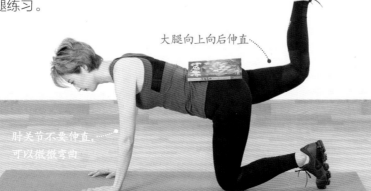

大腿向上向后伸直

肘关节不要伸直，可以微微弯曲

瘦身不伤身

❌手臂过度伸直会造成肘关节"超伸"现象，关节压力过大。

❌身体晃动。

❌腿部没有伸直。

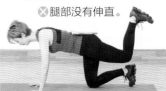

缓解腰痛 预防产后腰椎间盘疾患

很多新妈妈，尤其是在生产后第2个月，最明显的一个身体感受就是——腰疼。由于孕期身体重心前移，为了控制平衡，在走路的时候整个身体就会不自觉向后倾斜。脊椎过度前屈，脊椎错位的风险加大，对腰椎后端的压力也会增加，造成疼痛。并且，孕期胎盘分泌松弛素，使骨盆韧带及腰椎间的关节韧带松弛，加上生产后腰背肌肉松弛，加重腰椎负担，造成疼痛加剧。

除了腰椎前屈度增加，肌肉松弛，产后的一些行为动作，也会加剧疼痛。比如产后经常要做的事——给宝宝换尿不湿、抱宝宝。松弛、没有肌肉紧紧包裹保护的脊椎，加上弯腰抱重物，会导致脊椎错位。脊椎间的摩擦不仅会带来腰背疼痛问题，也可能增加日后腰椎间盘突出的隐患。

练这里

在这里，给妈妈们推荐2组增强腰椎周围肌肉力量的动作，希望妈妈们可以跟着练习，一起来强劲腰背力量。

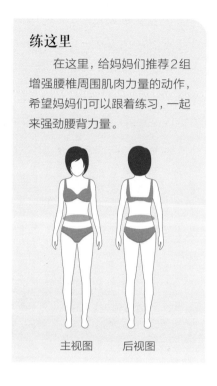

主视图   后视图

☆ 瘦身女王教你做

| *Start* | 动作一
背部飞燕1 | 动作二
背部飞燕2 |

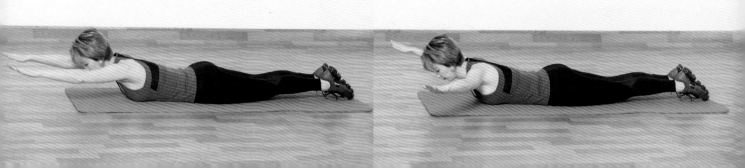

产后腰痛，可能是换尿不湿的姿势不对

换尿不湿的时候，妈妈们的身体是什么样的姿态呢？是一直弯腰在换，换完还要把宝宝抱起来？如果是这样，在日积月累多次的弯腰中，妈妈们的脊椎已经逐渐错位了，所以会造成疼痛。

正确的姿势是：将尿布台升高或者坐在椅子上，直立身体给宝宝换尿不湿；抱起宝宝的时候同样要直立上身。

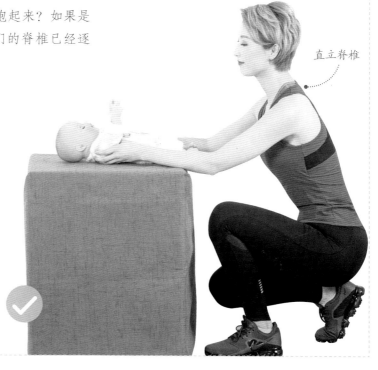

直立脊椎

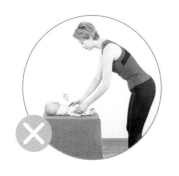

动作三
背部飞燕3

动作四
背部字母练习

Finish

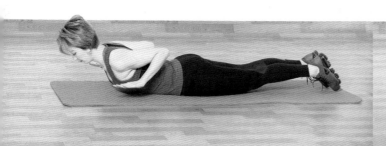

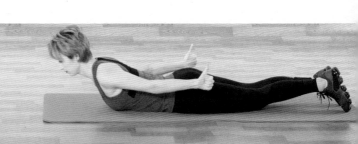

背部飞燕1
减轻抱宝宝带来的腰部不适

恢复目标：增强腰椎周围肌肉力量，减少腰背脂肪堆积
意识控制：腹部收紧，腰背肌肉发力
瘦身要领：鼻尖指向地面，不要抬头，向上抬起时，胸椎段有向上的延伸感

恢复指数	1	2	3	4	5

动动就能瘦
3个位置各10次为1组
练习3组
中间休息30秒~1分钟

何时开始练
顺　产：产后2个月
剖宫产：产后5个月

1 俯卧，双臂向前伸直。吸气准备，呼气抬起头部和胸部，停留3秒。

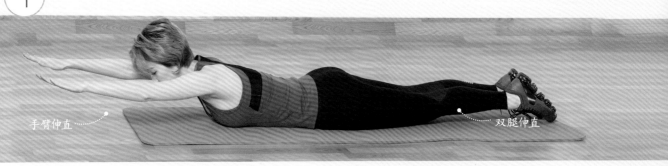

手臂伸直　　　　　双腿伸直

2 双臂向两侧45度打开，停留3秒。

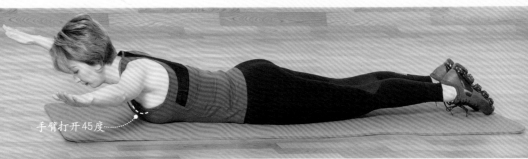

手臂打开45度

3 双臂下拉，手肘收起，肩胛骨夹紧，停留3秒。还原，身体下落，再重复做练习。

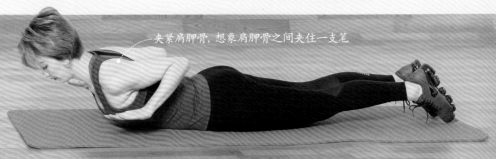

夹紧肩胛骨，想象肩胛骨之间夹住一支笔

背部飞燕2
塑造产后腰背曲线

恢复目标：增强腰椎周围肌肉力量，减少产后腰部赘肉
意识控制：腹部收紧，腰背肌肉发力
瘦身要领：鼻尖指向地面，不要抬头，向上抬起时，胸椎段有向上的延伸感

恢复指数　1　2　3　4　5

动动就能瘦
3个位置各10次为1组
练习3组
中间休息30秒~1分钟

何时开始练
顺　产：产后2个月
剖宫产：产后5个月

① 俯卧，双臂向前伸直。吸气准备，呼气抬起头部和胸部。双臂靠背脊发力向上抬起4次。

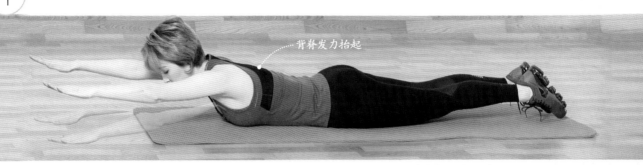

背脊发力抬起

② 双臂向两侧45度打开，向上抬起4次。

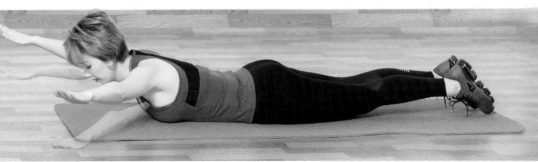

③ 手肘收起，肩胛骨夹紧，向后向上抬起4次，身体下落还原，再重复动作1-2-3。

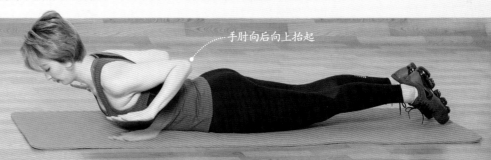

手肘向后向上抬起

背部飞燕3
减轻腰背肌肉负担

恢复目标： 增强腰椎肌肉力量，加快腰部脂肪分解，恢复孕前小蛮腰
意识控制： 腹部收紧，腰背肌肉发力
瘦身要领： 鼻尖指向地面，不要抬头，向上抬起时，胸椎段有向上的
延伸感

恢复指数　1　2　3　**4**　5

动动就能瘦
3个位置各10次为1组
练习3组
中间休息30秒~1分钟

何时开始练
顺　产：产后1个月
剖宫产：产后3个月

俯卧，抬起头部和胸部，手臂向前伸直；手臂再向两侧45度打开；
手臂下拉，收紧肩胛骨，3个位置重复不断做练习。

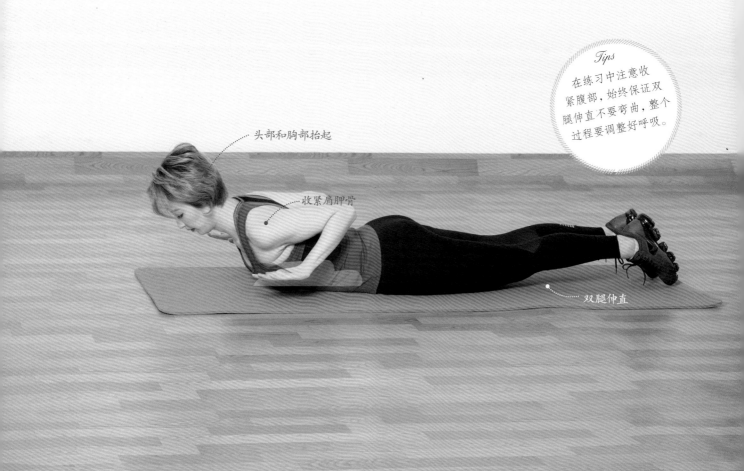

Tips
在练习中注意收紧腹部，始终保证双腿伸直不要弯曲，整个过程要调整好呼吸。

头部和胸部抬起

收紧肩胛骨

双腿伸直

背部字母练习
保护腰部，避免疼痛

恢复目标： 强劲腰背力量，缓解产后妈妈的腰酸背痛
意识控制： 腹部收紧
瘦身要领： 肩、脊椎、大腿在一条直线上

恢复指数　1　2　3　4　5

动动就能瘦
3个位置各10次为1组
练习3组
中间休息30秒~1分钟

何时开始练
顺　产：产后2个月
剖宫产：产后5个月

1 俯卧，双手伸出大拇指指向天花板，双臂向后伸展在身体两侧，使身体形成字母"A"的形状，鼻尖面对地面。吸气准备，呼气背部发力，带动手臂向上抬，做10~15次的练习，全程保持自然呼吸。

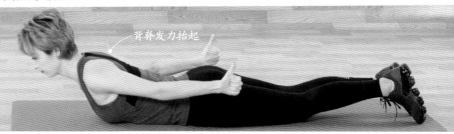

背脊发力抬起

2 双臂平举，与肩成一条直线，双手伸出大拇指指向天花板，使身体形成字母"T"的形状。呼气，背部用力，向上抬手臂，做10~15次的练习，整个过程保持自然呼吸，腹部收紧。

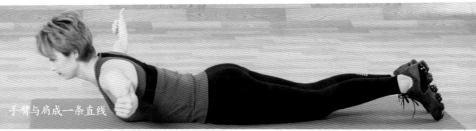

手臂与肩成一条直线

3 肘关节微屈，双手伸出大拇指指向天花板，使身体形成"W"的形状，呼气，背部用力向上抬，做10~15次的练习，整个过程保持自然呼吸。

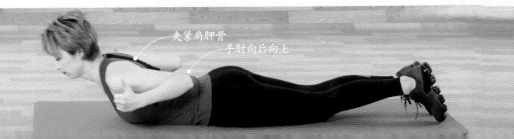

夹紧肩胛骨
手肘向后向上

紧缩阴道 破除产后难言之隐

　　女性的骨盆底部有一块封闭骨盆底的肌肉群——骨盆底肌群，在整个孕期，它的重要职责就是像一张网一样，兜住子宫保护宝宝。同时，骨盆底肌群中各种精细的肌肉将尿道、阴道以及肛门三个出口紧密相连。但是在生产中，这块肌肉会被撑大、牵拉，失去原有的弹性，给产后妈妈造成很多困扰，比如便秘、漏尿、阴道松弛、性生活不和谐等难言之隐。所以，锻炼好骨盆底肌群，保证肌肉自由张弛、柔软有弹性，对产后子宫恢复、性生活和谐以及内脏保护都是有益处的。

　　大部分妈妈因为骨盆底肌太过松弛，开始的时候并不能正确地控制肌肉和感受，为了很好地进行下面的锻炼，我们先要找到骨盆底肌的正确位置。

练这里

　　找到了正确的骨盆底肌，下面就要开始锻炼了。主要的锻炼方式有2种，一种是对力量的强化，一种是对耐力的提高。

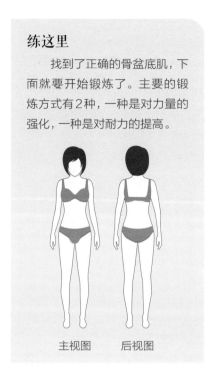

主视图　　后视图

♕ 瘦身女王教你做

Start　动作一 **基础训练**　　動作二 **骨盆底肌训练**　*Finish*

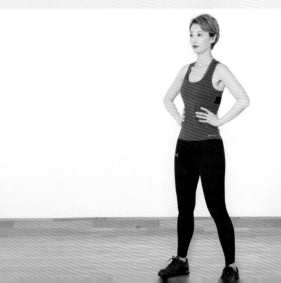

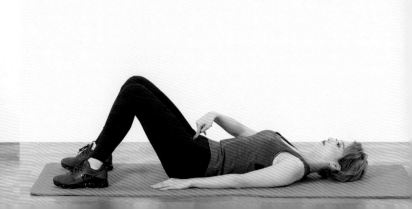

运动前先寻找骨盆底肌

骨盆底肌是一块呈"8"字形的肌肉群，我们看不到它，所以就需要凭感觉去感受它，控制它。我们可以通过3个部位的收紧，逐步感受骨盆底肌，这3个部位分别是尿道、阴道和肛门。

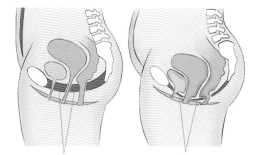

正常、健康的骨盆底肌　　萎缩、松弛的骨盆底肌

第1个部位，尿道收缩。我们可以通过憋小便的感觉去感受到它，在小便过程中，尝试收缩尿道附近肌肉，夹断小便，夹断成功代表骨盆底肌有收缩。可尝试几次，感觉到肌肉位置即可，但是不要在小便过程中反复去做。

第2个部位，阴道收缩。可以侧卧在床上，将手指深入到阴道，尝试收缩，如果感受到手指被夹紧，代表骨盆底肌有收缩。

第3个部位，提肛。想象自己正要排气，也就是要放屁，但是自己正身处一个公共场合，必须要憋住，将肛门附近的肌肉紧缩，如果可以感受到肛门附近肌肉收紧并向上提，就是骨盆底肌有效收缩。

在做提肛的时候，正确的做法是，将肛门附近的肌肉紧缩。如果臀部肌肉和大腿的肌肉一起用力，这是错误的

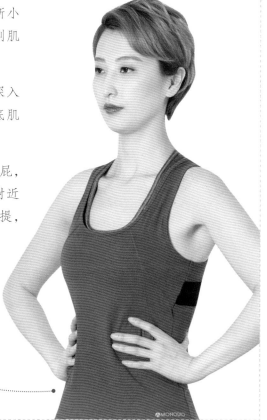

基础训练
保证骨盆肌肉自由张弛

恢复目标： 强化骨盆底肌力量，重新恢复女性部位的健康和性感
意识控制： 有意识地收缩和放松
瘦身要领： 重复收紧和放松骨盆底肌

| 恢复指数 | 1 | 2 | 3 | 4 | 5 |

动动就能瘦
10次为1组
练习10组
中间休息1分钟

何时开始练
顺　产：产后第2天
剖宫产：产后第42天

站姿，用最大的力量去全力收紧骨盆底肌1秒，放松，可以在循序渐进中延长收紧的时间，一直到5秒。

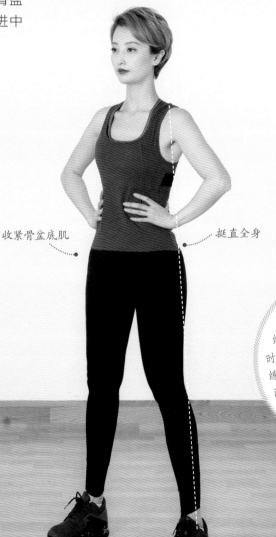

收紧骨盆底肌

挺直全身

Tips
关于骨盆底肌的训练，可以随时随地在任何时候完成，关键要坚持，在训练2周后，漏尿问题就会明显改善，当锻炼1个月的时候，你和老公也会找回愉悦的性生活。

骨盆底肌训练
促进产后阴道恢复弹性

恢复目标: 提高骨盆底肌耐力
意识控制: 腹肌紧绷
瘦身要领: 循序渐进, 重复收紧和放松骨盆底肌

恢复指数　1　2　3　4　5

动动就能瘦
10~25次为1组
练习10组
中间休息1分钟

何时开始练
顺　产: 产后第2天
剖宫产: 产后第42天

仰卧, 收紧骨盆底肌的尿道肌肉, 再收紧一点, 连带阴道一起收紧, 最后再加上肛门附近的肌肉一起收紧, 并加大力度。放松肛门附近的肌肉, 继续收紧尿道和阴道肌肉, 再放松阴道附近的肌肉, 继续收紧尿道附近的肌肉, 最后完全放松。

Tips
训练前要先排空膀胱, 不要穿塑身衣、塑身裤进行训练。可以先从仰卧姿势开始练习, 再转换到坐姿、站姿, 并逐步增加每组动作数。有尿路感染或下体其他部位感染, 应该停止训练。

用两根手指轻轻地放在耻骨上方, 感受骨盆底肌的收缩, 呼气时感觉骨盆底肌在慢慢收紧、提高

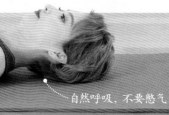

自然呼吸, 不要憋气

瘦腿 拯救产后大粗腿

腿部，是女性瘦身的一大难题，特别是产后，大多数妈妈面临"大象腿"的困扰。网上流行的瘦腿操真的有用吗？风靡一时的各种花式深蹲真的可以练就翘臀细腿吗？通常大家觉得腿粗的原因是缺乏锻炼，所以会加强腿部还有臀部的训练，但是练了之后发现，腿越练越粗。

首先，我想跟大家普及一个原则，就是肌肉的用进废退原则。人体所有的代谢都本着生存、节约原则。吃多了长脂肪而不长肌肉，这是因为脂肪是可以在身体里无限量储存的能量，并且肌肉每天消耗的热量比脂肪高很多。肌肉锻炼多了会生长，一旦停止锻炼，就会萎缩变小。基于这个原则，腿部最好的训练方式，是尽量减少负重类型的锻炼，可刺激肌肉，防止肌肉变粗大。

练这里

腿部的训练，以轻重量、高频次运动为主，本节介绍4个没有负重的动作，紧实腿部线条，再加2个放松动作，美化腿部线条。

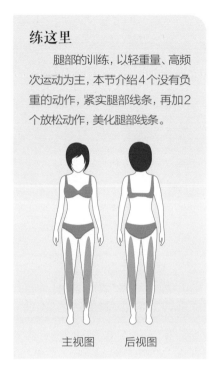

主视图   后视图

☆ 瘦身女王教你做

| *Start* | 动作一
单腿站立 | 动作二
空中自行车 | 动作三
交叉腿 |

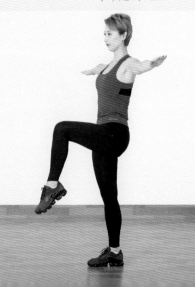

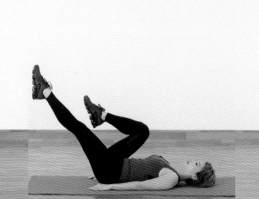

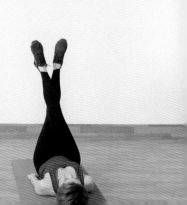

辨一辨，你是哪一种腿形

大象腿分为两种类型，一种是脂肪腿，大部分妈妈是这种类型，脂肪比较多，摸起来软软的。如果你是这种类型的腿，最需要做的是全身性的有氧运动，可以先从快走开始，每天保证40分钟左右。快走与散步、遛弯不一样，快走要达到至少每小时6千米的速度。如果你有心率表的话，可以注意观察，心率在120~150次/分钟之间是一个很好的减脂心率。在走的过程中有意识地用大腿带动小腿，而不要甩腿走或用小腿带动大腿。

另一种类型的胖腿就是肌肉脂肪混合型的腿，这种腿摸起来虽然硬硬的，但其实还是挺粗的，肌肉里面混杂着不少脂肪。这种腿是最难减的。

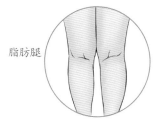
脂肪腿

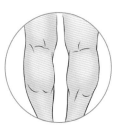
肌肉脂肪混合型腿

在走的过程中有意识地用大腿带动小腿

动作四	动作五	动作六
大腿内侧中级	泡沫轴放松大腿侧面	泡沫轴放松大腿前侧 *Finish*

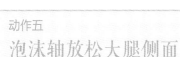

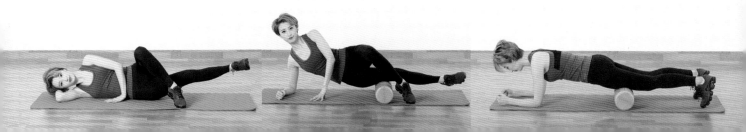

单腿站立
产后修正腿形

恢复目标: 锻炼支撑腿的肌肉力量,锻炼腿部韧性
意识控制: 有意识地下压支撑腿
瘦身要领: 单腿支撑身体,保持身体平衡

| 恢复指数 | 1 | 2 | 3 | 4 | 5 |

动动就能瘦
左右腿各30秒为1组
练习3组
中间休息30秒

何时开始练
顺　产:产后1个月
剖宫产:产后3个月

① 站立,身体保持中立位,把身体重心移到左侧脚掌,双臂向两侧打开,掌心向下。屈右腿大小腿成90度,向上抬起,至右大腿与地面平行。脚背自然放松。

② 换腿,练习时始终保持支撑脚的大脚趾用力压向地面,髋关节保持在一条水平线上,不要倾斜。

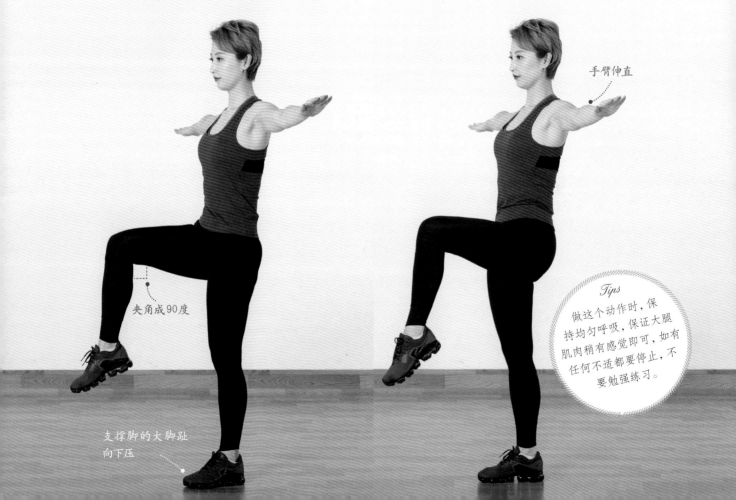

夹角成90度

支撑脚的大脚趾
向下压

手臂伸直

Tips
做这个动作时,保持均匀呼吸,保证大腿肌肉稍有感觉即可,如有任何不适都要停止,不要勉强练习。

空中自行车
消除产后水肿，告别"大象腿"

恢复目标： 紧实腿部线条，改善产后腿部水肿症状
意识控制： 收紧腹部
瘦身要领： 双腿交替伸直收回

恢复指数　1　2　3　4　5

动动就能瘦
左右腿各20次为1组
练习3组
中间休息30秒

何时开始练
顺　产：产后1个月
剖宫产：产后3个月

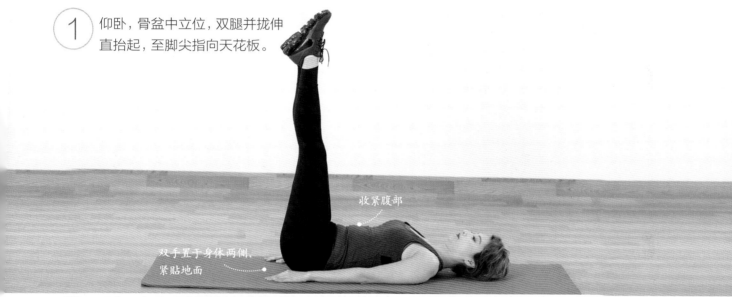

① 仰卧，骨盆中立位，双腿并拢伸直抬起，至脚尖指向天花板。

收紧腹部

双手置于身体两侧，紧贴地面

② 吸气，左腿下降至同地面成60度。呼气，屈右膝，右大腿贴向胸腹。再次向上伸直右腿，同时右腿下降至同地面成60度，屈左膝贴向胸腹。双腿依次在空中做踩自行车动作。

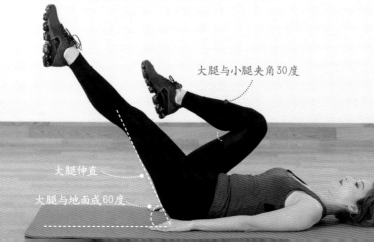

大腿与小腿夹角30度

大腿伸直

大腿与地面成60度

交叉腿
美化妈妈腿部线条

恢复目标：紧实腿部线条，使妈妈双腿变纤细
意识控制：脚尖绷紧
瘦身要领：双腿在空中交替重复做交叉

恢复指数	1	2	3	4	5

动动就能瘦
30次为1组
练习3组
中间休息30秒

何时开始练
顺　产：产后1个月
剖宫产：产后3个月

① 仰卧，保持骨盆中立位。双脚略分开，双腿伸直抬起，至脚尖指向天花板，绷脚尖。

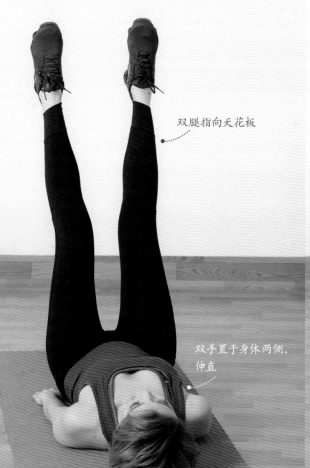

双腿指向天花板

双手置于身体两侧，伸直

② 双腿随着呼吸在空中做交叉。

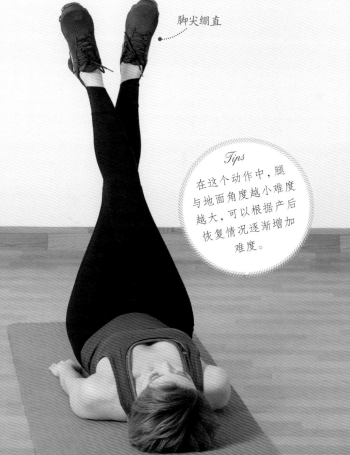

脚尖绷直

Tips
在这个动作中，腿与地面角度越小难度越大，可以根据产后恢复情况逐渐增加难度。

大腿内侧中级
减少孕期堆积的大腿脂肪

恢复目标：紧实腿部线条，改善产后粗壮的大腿
意识控制：大腿内侧为主要发力位置
瘦身要领：大腿向上抬起时向后向上用力

恢复指数 1 2 3 4 5

动动就能瘦
左右各15~20次为1组
练习3组
中间休息30秒

何时开始练
顺 产：产后1个月
剖宫产：产后3个月

① 侧卧，下方臂放在头下，上方臂在身体前侧，保持平衡。上方腿弯曲，跨过下方腿，脚尖在身体前侧点地。另一只腿伸直，勾脚尖。

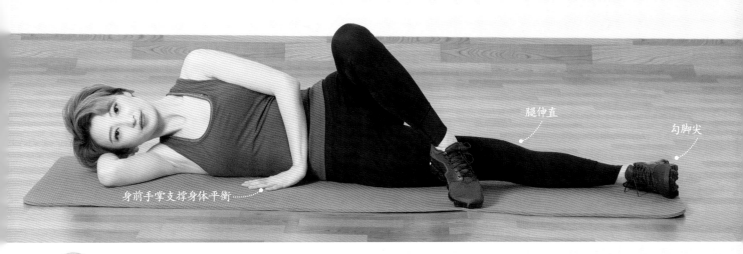

腿伸直
勾脚尖
身前手掌支撑身体平衡

② 吸气准备，呼气向上抬起下方腿，吸气还原。重复练习后，换腿。

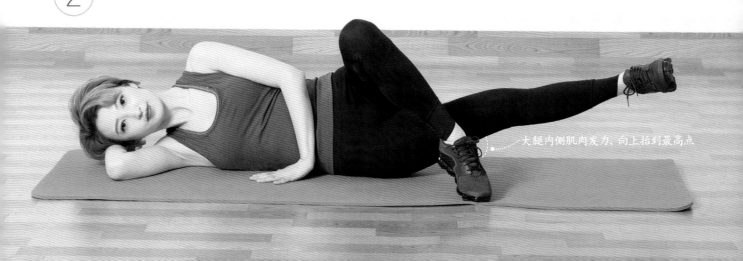

大腿内侧肌肉发力，向上抬到最高点

泡沫轴放松大腿侧面
重塑腿部线条

恢复目标： 美化腿部线条，产后瘦腿又翘臀
意识控制： 腹部收紧
瘦身要领： 大腿随泡沫轴来回滚动

恢复指数	1	2	3	4	5

动动就能瘦
左右各滚动30秒~1分钟为1组
练习2组
中间休息20秒

何时开始练
顺　产：产后1个月
剖宫产：产后3个月

① 侧卧，将下方臂支撑在地面上，上方臂放在身体前侧。将泡沫轴放在下方腿大腿外侧，上方腿弯曲，跨过下方腿，脚尖在身体前侧点地作支撑。

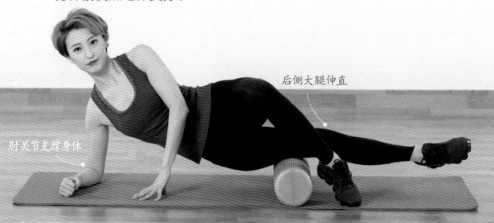

后侧大腿伸直

肘关节支撑身体

② 利用泡沫轴在下方腿大腿前后，来回滚动，交换体位练习。

Tips

保持腹部收紧，腰背挺直，自然呼吸，可以缓慢来回滚动，也可在疼痛敏感处持续按压20秒左右，按摩完一侧再按摩另一侧。

手臂与肩成一条直线

前侧脚尖点地

泡沫轴放松大腿前侧
打造撩人细长腿

恢复目标： 美化腿部线条，恢复纤细美腿
意识控制： 腹部收紧
瘦身要领： 大腿伸直，随泡沫轴来回缓慢滚动

恢复指数　1　2　3　4　5

动动就能瘦
滚动30秒~1分钟为1组
练习3组
中间休息20秒

何时开始练
顺　产：产后1个月
剖宫产：产后3个月

① 俯卧，屈双臂，双小臂平放于地面支撑身体。
将泡沫轴放在大腿下，脚尖点地。

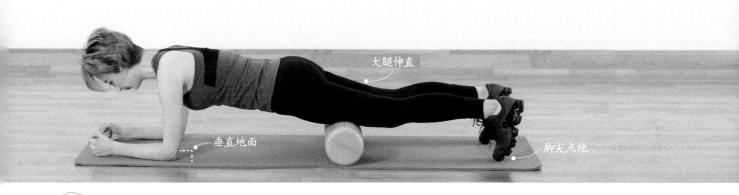

大腿伸直

垂直地面

脚尖点地

② 身体随着泡沫轴进行来回滚动。

瘦身不伤身

✗腰背没有挺直。

✗滚动速度过快。

腰背挺直

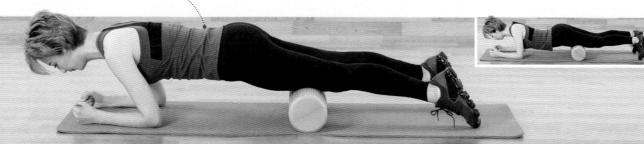

瘦手臂　重塑比孕前更美的手臂线条

很多妈妈，全身都不胖，唯独手臂粗，上下不协调，很多露肩和半袖的衣服都穿不了，特别显胖。为什么手臂粗这么显壮？因为人们在对视谈话的时候，视觉是落在对方上半身的，除了脸以外，最先落入眼前的就是手臂。即便你的腿再细再美，如果手臂很粗，给别人的第一印象就是，这个女人很壮。这种虎背熊腰的既视感，无论多漂亮的连衣裙都很容易穿出臃肿的感觉。所以拥有纤细紧实的手臂，在夏天就显得太重要了！

练这里

手臂"拜拜肉"最主要的问题就是松，理想状态下的手臂线条，应是匀称、紧实的，可从肌耐力方面进行锻炼，以小重量、多频次的锻炼方式为主。

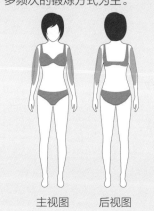

主视图　　后视图

☆ 瘦身女王教你做

| Start | 动作一 弹力带胸前拉开 | 动作二 弹力带俯身拉伸 | 动作三 哑铃推举 | 动作四 负重摆臂 | 动作五 肱三头肌臂屈伸 |

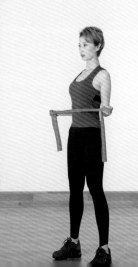
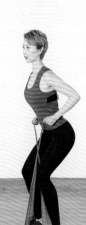
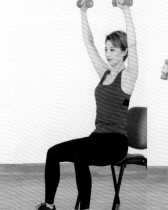
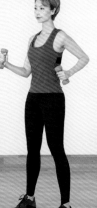
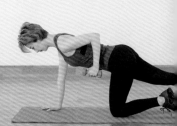

测一测，你是蝴蝶臂还是麒麟臂

　　一般来说，蝴蝶臂是由脂肪和水分滞留在臂部，导致臂部肿胀而成，俗称"拜拜肉"，可以通过锻炼手臂肌肉力量与它告别。而麒麟臂的形成大多与日常肌肉被刺激有关，是由肌肉变粗大导致的。所以，在锻炼之前要先了解你的手臂粗壮是蝴蝶臂还是麒麟臂。

　　判断方法：用绑头发的圆口橡皮筋发圈套住上臂1~2分钟，取下后若痕迹很深且久久不消，就表示是肌肉变粗大导致的手臂粗壮。

取下皮圈后，若留痕很深且久久不消，就表示是麒麟臂，反之是蝴蝶臂

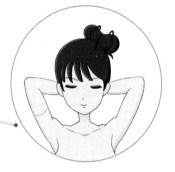

好看而修长的手臂，需要肩膀的支撑，所以瘦手臂的动作往往与肩膀锻炼一起进行

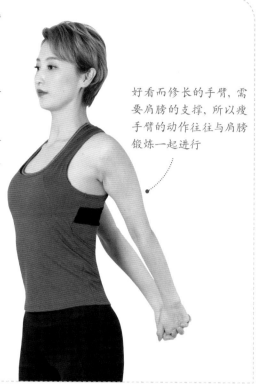

动作六	动作七	动作八	动作九	动作十	
哑铃画圈	哑铃出拳	二头弯举	颈后臂屈伸	背后靠凳臂屈伸	*Finish*

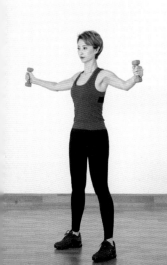
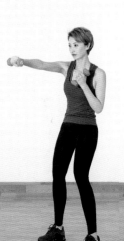
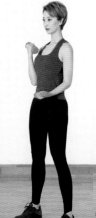
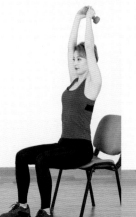
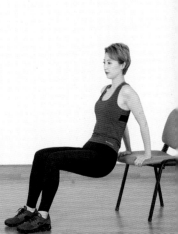

弹力带胸前拉开
告别产后"蝴蝶袖"

恢复目标： 锻炼手臂肌肉力量，活动肩关节
意识控制： 手臂用力
瘦身要领： 手臂与身体夹紧用力

恢复指数　1　2　3　4　5

动动就能瘦
15次为1组
练习3组
中间休息1分钟

何时开始练
顺　产：产后1个月
剖宫产：产后3个月

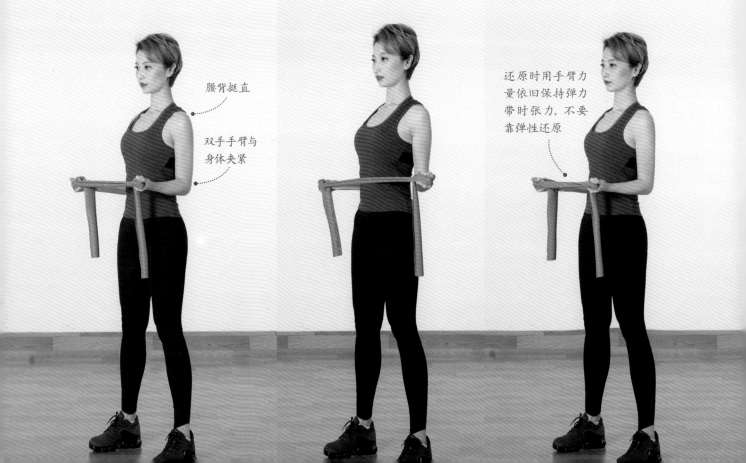

① 站姿，将弹力带的两头卷在手上，双臂夹紧身体两侧，双小臂抬起向前伸直，双手握拳向上。

② 吸气准备，呼气用力将弹力带向两侧水平拉开，保持1秒。

③ 还原，重复练习。

腰背挺直

双手手臂与身体夹紧

还原时用手臂力量依旧保持弹力带时张力，不要靠弹性还原

弹力带俯身拉伸
塑造纤细紧实的手臂

恢复目标： 锻炼手臂肌肉力量
意识控制： 手臂紧贴身体
瘦身要领： 用手臂力量拉动弹力带

恢复指数　1　2　3　4　5

动动就能瘦
15次为1组
练习3组
中间休息1分钟

何时开始练
顺　产：产后1个月
剖宫产：产后3个月

(1) 站姿，两脚分开，与肩同宽，将弹力带两端缠绕或折握在手上，弹力带中段踩在脚下，保持一定张力。

(2) 膝盖微微弯曲，俯身，将弹力带在膝盖前交叉。

(3) 挺身，并将弹力带向上拉动。

Tips
向上拉弹力带时，不要塌腰。手肘紧贴身体向上拉动。

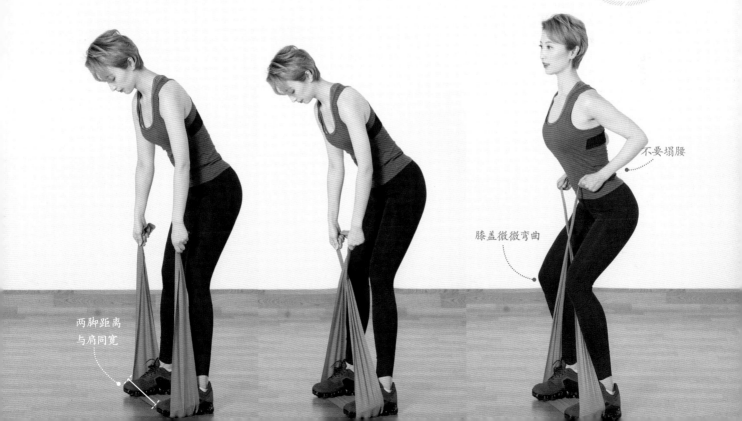

两脚距离与肩同宽

膝盖微微弯曲

不要塌腰

哑铃推举
修饰妈妈手臂线条

恢复目标：锻炼手臂肌肉力量，缓解产后肩痛
意识控制：收紧腰背核心
瘦身要领：抓握哑铃向上推举，背脊挺直，不可扭动身体

恢复指数 1 2 3 4 5

动动就能瘦
15次为1组
练习3组
中间休息1分钟

何时开始练
顺　产：产后1个月
剖宫产：产后3个月

① 坐姿，背部挺直，正手抓握哑铃举至身体两侧，双大臂平行地面，手心向前。

② 吸气准备，呼气发力，垂直向上推举哑铃，吸气还原。

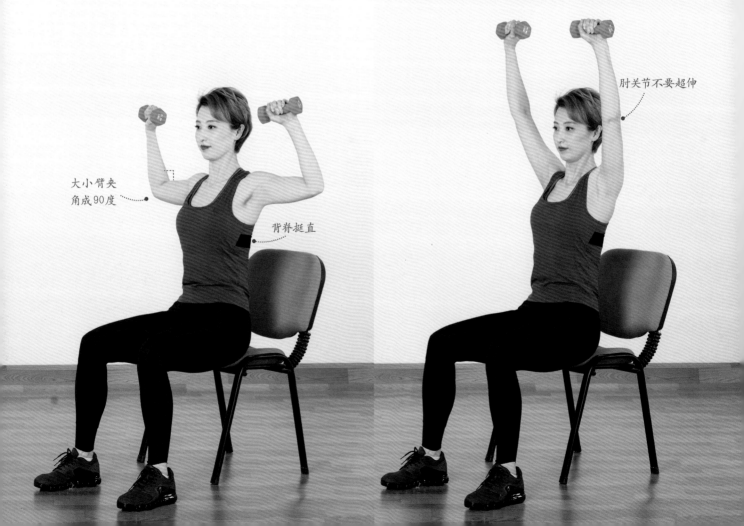

大小臂夹角成90度

背脊挺直

肘关节不要超伸

负重摆臂
打造手臂优美线条

恢复目标： 紧实手臂线条，告别产后蝴蝶袖
意识控制： 腹部收紧
瘦身要领： 双手举哑铃，前后摆臂

恢复指数 1 2 3 4 5

动动就能瘦
左右手各10~15次为1组
练习3组
中间休息1分钟

何时开始练
顺　产：产后1个月
剖宫产：产后3个月

① 站姿，双手各拿一个哑铃。

② 稳定住核心，想象自己在跑步，前后摆臂。

③ 前后摆臂。

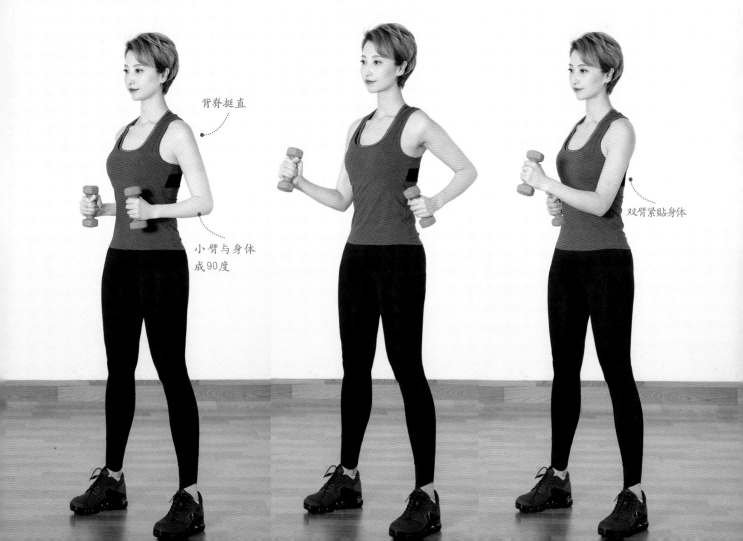

背脊挺直

小臂与身体成90度

双臂紧贴身体

肱三头肌臂屈伸
和手臂赘肉说再见

恢复目标： 锻炼手臂肌肉力量，增加肩膀灵活性
意识控制： 腹部收紧
瘦身要领： 一只手臂支撑上半身，一只手臂屈伸

恢复指数 1 2 3 4 5

动动就能瘦
左右手各2次为1组
练习3组
中间休息1分钟

何时开始练
顺　产：产后1个月
剖宫产：产后3个月

① 跪立，双手双膝支撑地面。右腿向后伸直，左手拿起哑铃。

撑地手臂在肩的正下方

膝盖在髋关节下方

② 吸气，左臂肘部上抬，直到大臂与地面平行，小臂自然垂直于地面。

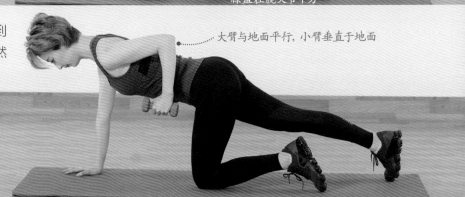

大臂与地面平行，小臂垂直于地面

③ 呼气，肘部向后伸展，至手臂与地面平行。吸气还原至初始状态，换另一侧手臂练习。

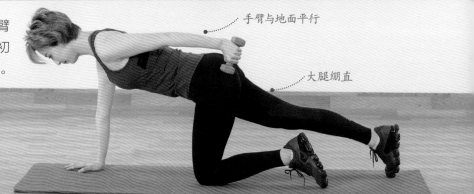

手臂与地面平行

大腿绷直

哑铃画圈
摆脱产后粗壮手臂

恢复目标： 紧实手臂线条，改善妈妈手臂肌肉紧绷状况

意识控制： 腹部收紧

瘦身要领： 双手举哑铃，前后画圈

恢复指数　1　2　3　4　5

动动就能瘦
30圈为1组
练习2组
中间休息1分钟

何时开始练
顺　产：产后1个月
剖宫产：产后3个月

站立，双脚打开与肩同宽，双手各拿一个哑铃。手心朝前，
侧平举张开手臂，向前画圈。

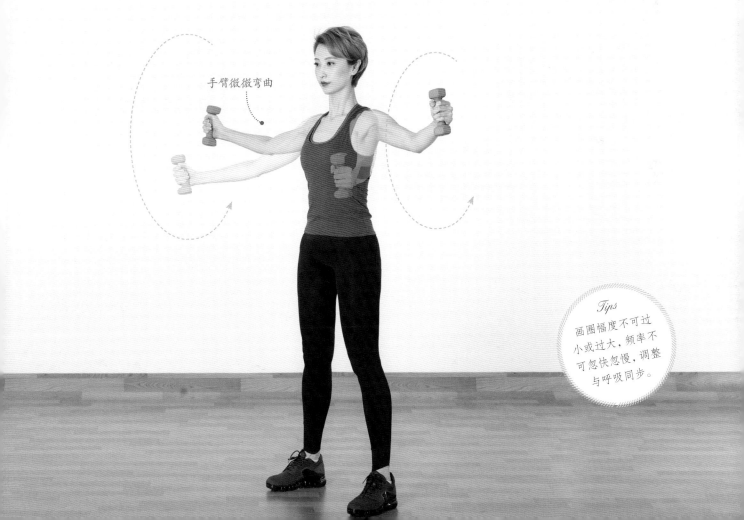

手臂微微弯曲

Tips
画圈幅度不可过小或过大，频率不可忽快忽慢，调整与呼吸同步。

哑铃出拳
缓解抱宝宝造成的肩膀疼痛

恢复目标：紧实手臂线条，增加妈妈关节灵活性
意识控制：上臂贴紧身体
瘦身要领：双手举哑铃，左右手交替出拳

恢复指数   1 2 3 4 5

动动就能瘦
左右手各15次为1组
练习3组
中间休息1分钟

何时开始练
顺　产：产后1个月
剖宫产：产后3个月

① 站姿，双手各拿一个哑铃，抬起双手放在胸前手心相对。

② 左右手交替向前出拳，手心向下。

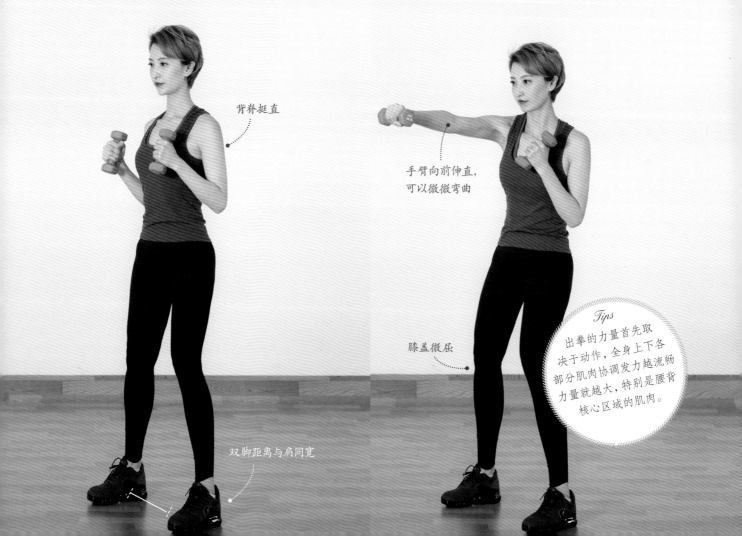

背脊挺直

手臂向前伸直，可以微微弯曲

膝盖微屈

双脚距离与肩同宽

Tips
出拳的力量首先取决于动作，全身上下各部分肌肉协调发力越流畅力量就越大，特别是腰背核心区域的肌肉。

二头弯举
美化妈妈手臂线条

恢复目标： 美化手臂线条，缓解妈妈手臂肌肉僵硬
意识控制： 上臂贴紧身体
瘦身要领： 双手举哑铃，左右手交替弯举

恢复指数　1　2　3　4　5

动动就能瘦
左右手各20次为1组
练习3组
中间休息1分钟

何时开始练
顺　产：产后1个月
剖宫产：产后3个月

① 双大臂夹紧身体两侧，双小臂抬起向前伸直，双手握哑铃，手心向上。

② 大臂不动，夹紧身体，右小臂继续向上抬起，接近胸，左小臂略向下放。左右手交替练习。注意放下时，始终控制肌肉，不能懈怠放松。

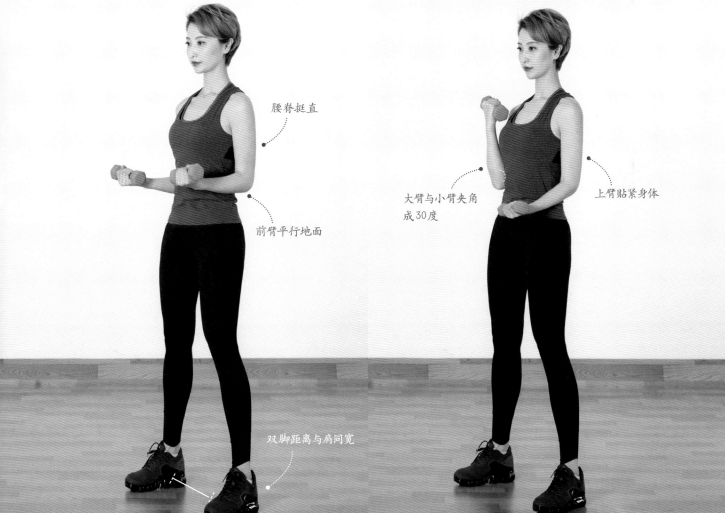

腰脊挺直

前臂平行地面

双脚距离与肩同宽

大臂与小臂夹角成30度

上臂贴紧身体

颈后臂屈伸
摆脱产后手臂"拜拜肉"

恢复目标： 美化手臂线条，产后轻松瘦手臂
意识控制： 大臂紧贴耳朵
瘦身要领： 双手举哑铃，伸直弯曲

恢复指数   1 2 3 4 5

动动就能瘦
20次为1组
练习3组
中间休息1分钟

何时开始练
顺　产：产后1个月
剖宫产：产后3个月

1 坐姿，双手托住哑铃一头。屈双肘，举臂，双手置于脑后，手心向上。

2 双臂向上伸直，再缓缓将手臂弯曲，将哑铃回落在脑后。

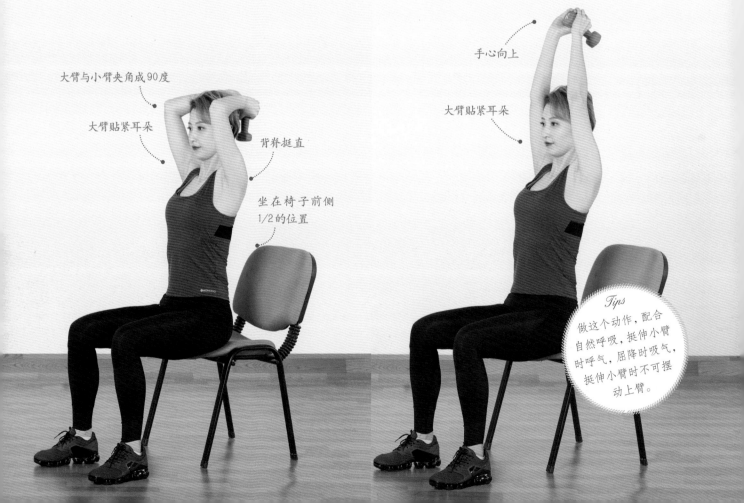

大臂与小臂夹角成90度

大臂贴紧耳朵

背脊挺直

坐在椅子前侧
1/2的位置

手心向上

大臂贴紧耳朵

Tips
做这个动作，配合
自然呼吸，挺伸小臂
时呼气，屈降时吸气，
挺伸小臂时不可摆
动上臂。

背后靠凳臂屈伸
紧实手臂肌肉

恢复目标： 美化手臂线条，使妈妈手臂肌肉线条清晰
意识控制： 肱三头肌发力
瘦身要领： 双肘向内夹臂

恢复指数 1 2 3 4 5

动动就能瘦
8~12次为1组
练习3组
中间休息1分钟

何时开始练
顺　产：产后1个月
剖宫产：产后3个月

① 脚在距离沙发或座椅一步的位置，手臂支撑在沙发上，身体略向下蹲，双大腿平行地面。

② 吸气准备，呼气双肩放松，双臂慢慢屈肘，身体下沉，膝盖弯曲成90度，稍停2~3秒，再撑起身体还原。

Tips
本节的10个动作，妈妈们可以根据自己的环境，每天随意选择3个，2周就可以看到明显的手臂收紧，肌肉线条清晰效果。

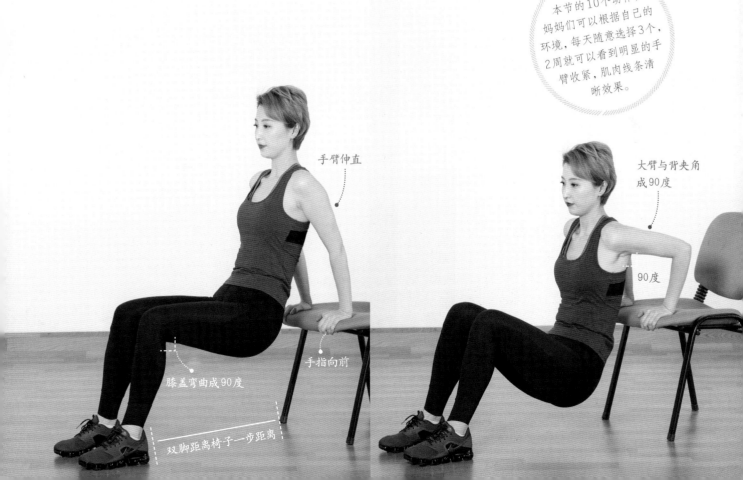

手臂伸直

膝盖弯曲成90度

手指向前

双脚距离椅子一步距离

大臂与背夹角成90度

90度

提升气质 纠正哺乳引起的驼背

很多妈妈发现，在长时间的哺乳和抱宝宝过程中，自己背部的肉变得越来越多，出现了圆肩驼背的现象，佝偻着身子不仅没有气质，姿态不好看，更带来了腰背疼痛的问题。

这是因为在长期哺乳过程中，妈妈们总是处于一种含胸的状态，造成了背部的肌肉比较薄弱，胸部前侧的肌肉比较紧张，前后不平衡的肌肉状态。首先我们应该先将前侧紧张的肌肉拉伸开，再进行背部肌肉的训练。

练这里

本节分为缓解肌肉僵紧（前5个动作）和建立背部肌肉力量（后2个动作）两部分，介绍7种适合产后妈妈恢复的高效训练动作。

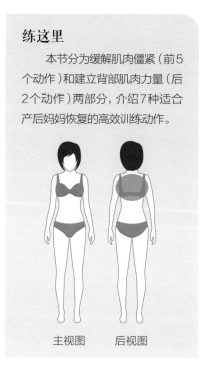

主视图　　　后视图

☆ 瘦身女王教你做

| Start | 动作一
肩颈拉伸1 | 动作二
肩颈拉伸2 | 动作三
肩颈拉伸3 | 动作四
肩背绕环 |

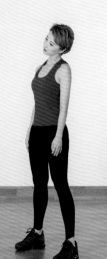 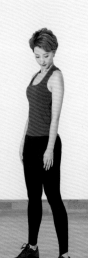 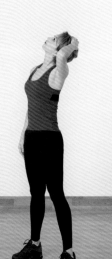 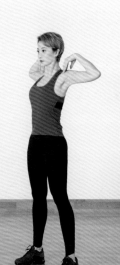

产后驼背情况自测和纠正动作

　　双脚脚跟并拢,双腿收紧,身体紧贴墙壁,双肩平行向后打开,让身体与地面成90度。观察后脑勺、肩胛骨、臀部、小腿肚和脚后跟是否能够同时与墙壁紧贴。

　　如果完成此动作感觉比较困难,说明存在驼背的情况。平时也可通过练习这个站立动作,纠正驼背。

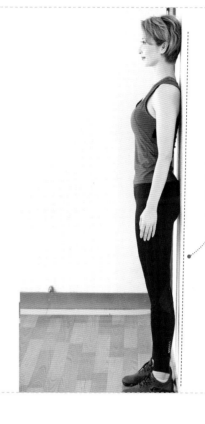

后脑勺、肩胛骨、臀部、小腿肚和脚后跟在同一直线上

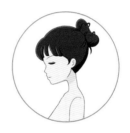

正常

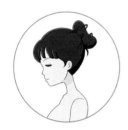

驼背

动作五	动作六	动作七	
背部字母练习进阶	哑铃俯身划船	弹力带坐姿划船	Finish

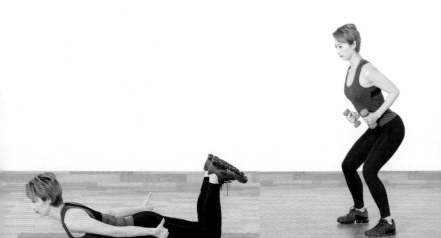

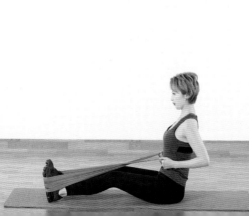

肩颈拉伸 1
放松背部肌肉

恢复目标： 放松妈妈紧张的肩颈肌肉
意识控制： 感受肌肉的轻微拉伸感
瘦身要领： 同侧耳朵找同侧肩膀，另一侧肩部下沉

恢复指数　1　2　3　4　5

动动就能瘦
左右各5次为1组
练习3组
中间休息30秒

何时开始练
顺　产：产后1个月
剖宫产：产后1个月

① 站姿，双脚打开与髋关节同宽，把头往上延展，脊柱往上拉长。

② 做颈部的伸拉，用同侧耳朵去找同侧肩膀，另一侧肩膀感受到无限拉长。

③ 头回到正中，深吸气，然后拉伸另一侧肩部。每侧做3~5次呼吸。

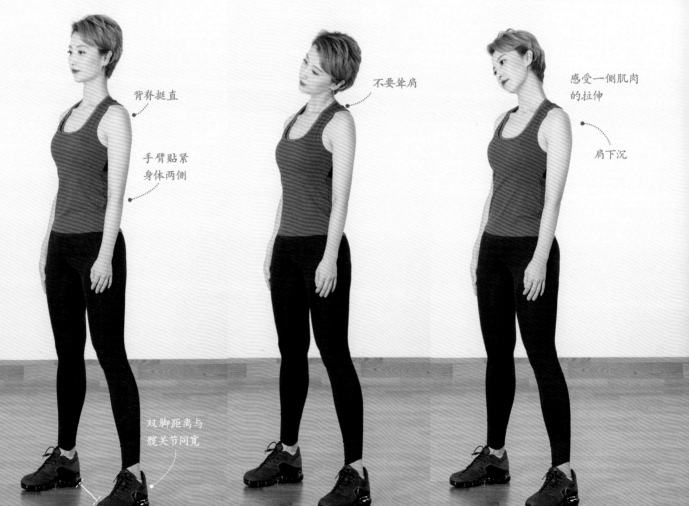

背脊挺直

手臂贴紧身体两侧

双脚距离与髋关节同宽

不要耸肩

感受一侧肌肉的拉伸

肩下沉

肩颈拉伸2
预防产后肩部肌肉僵硬

恢复目标: 放松妈妈紧张的肩颈肌肉
意识控制: 感受肌肉的轻微拉伸感
瘦身要领: 同侧下巴找同侧肩膀, 另一侧肩部下沉

恢复指数　1　2　3　4　5

动动就能瘦
左右各5次为1组
练习3组
中间休息1分钟

何时开始练
顺　产: 产后1个月
剖宫产: 产后1个月

① 站姿, 双脚打开与髋关节同宽, 把头往上延展, 脊柱往上拉长。低头, 用下巴去找一侧肩膀, 另一侧肩部向下沉, 做对抗。

用下巴贴近肩膀

背脊挺直

② 头回到正中。吸气, 换另一侧练习, 低头, 用下巴找肩膀, 另一侧肩部向下沉, 感受颈部的拉伸感, 呼气。每侧做3~5次呼吸。

转动颈部

同侧肩膀
固定不动

感受颈部后侧
肌肉的拉伸

Tips
拉伸过程保持自然呼吸, 每侧做3~5个呼吸就可以了。感受肩部往下沉, 才能有更好的拉伸。

肩颈拉伸 3
放松产后紧绷的背部肌肉

恢复目标： 放松妈妈紧张的肩颈肌肉

意识控制： 感受肌肉的轻微拉伸感

瘦身要领： 同侧耳朵找同侧肩膀，下巴找肩膀，用手扶着头做轻微的对抗，另一侧肩部下沉

① 站姿，双脚打开与髋关节同宽，把头往上延展，脊柱往上拉长。用同侧耳朵去找同侧肩膀，同时用手臂轻轻扶住头部，轻轻对抗，另一侧肩膀向下沉。

② 头回到正中。换一侧耳朵去找肩膀，同侧手臂一点点用力对抗，另一侧肩膀下沉，整个过程保持自然呼吸。

下巴内收

背脊挺直

一侧手臂贴近身体

手臂用力对抗

肩膀下沉

恢复指数　1　2　3　4

动动就能瘦
左右各4次为1组
练习3组
中间休息1分钟

何时开始练
顺　产：产后1个月
剖宫产：产后1个月

③ 头回到正中。再用下巴去找一侧肩膀，同时用手臂轻轻扶住头部，轻轻对抗，另一侧肩膀向下沉。

④ 头再次回到正中，交换体位练习，整个过程保持自然呼吸。

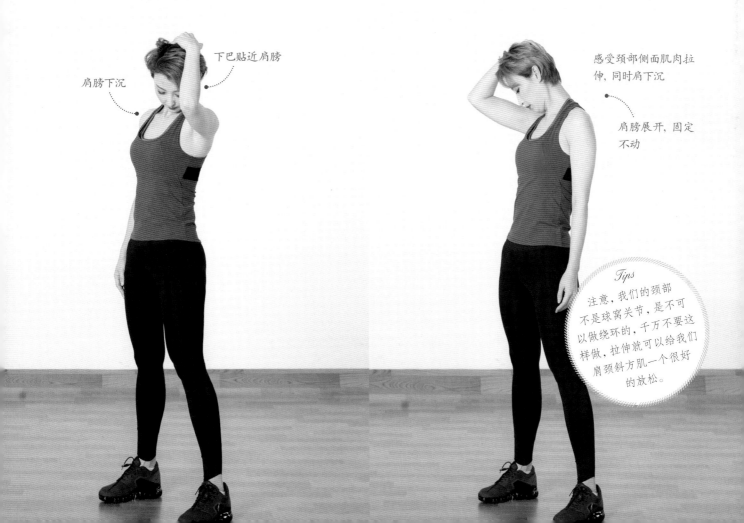

肩膀下沉

下巴贴近肩膀

感受颈部侧面肌肉拉伸，同时肩下沉

肩膀展开，固定不动

Tips
注意，我们的颈部不是球窝关节，是不可以做绕环的，千万不要这样做，拉伸就可以给我们肩颈斜方肌一个很好的放松。

肩背绕环
增加产后肩膀灵活性

恢复目标： 放松紧张的胸前肌肉，加强背部薄弱肌肉

意识控制： 感受胸背肌肉的拉伸感

瘦身要领： 向前画圈时打开背部肌肉，向后画圈时打开胸腔，感受肩胛骨可以夹一支笔

（1）站姿，双脚打开与髋关节同宽，把头往上延展，脊柱往上拉长。把手指搭放在肩部，用手肘在身体前方画圈，从小圈开始，画到大圈，慢慢画，直到双肘尖相碰，尽可能打开背部肌肉。

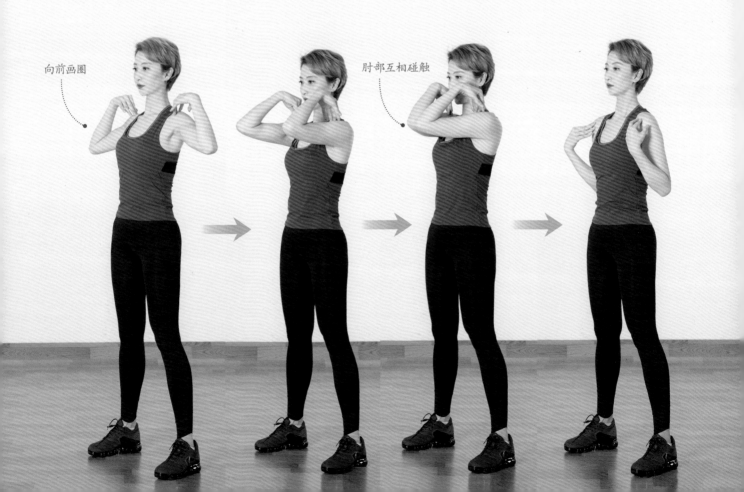

向前画圈

肘部互相碰触

恢复指数　1　2　3　4　5

动动就能瘦
前后方各10圈为1组
练习2组
中间休息1分钟

何时开始练
顺　产：产后1个月
剖宫产：产后1个月

② 反方向画圈，从小圈开始，慢慢画，直到双手背在脑后相碰，尽可能打开胸腔，你会发现你的呼吸变得更加顺畅。

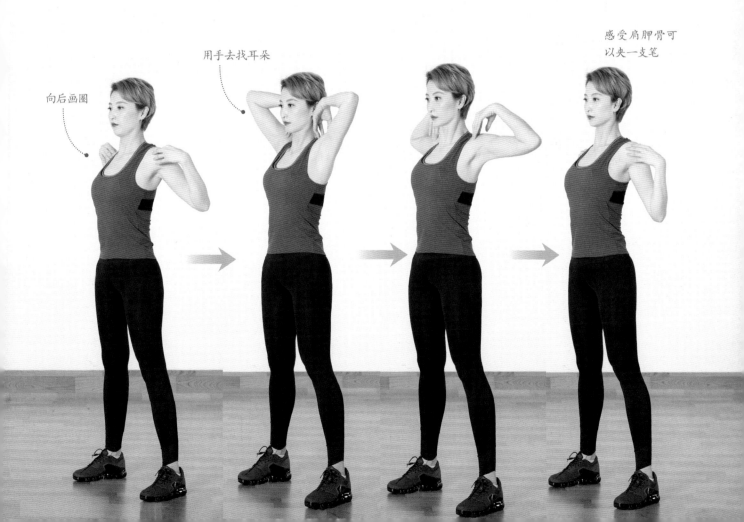

向后画圈

用手去找耳朵

感受肩胛骨可以夹一支笔

背部字母练习进阶
打造产后迷人背部线条

恢复目标：加强背部肌肉力量，缓解产后肩背疼痛
意识控制：背部肌肉发力
瘦身要领：抬起胸部，收紧肩胛骨，感受肩胛骨可以夹一支笔

① 俯卧，屈膝，大腿与小腿成90度。勾脚尖，手臂放在身体两侧，身体呈字母"A"字形，双手伸出，大拇指指向天花板。吸气准备，呼气手臂伸直向上抬，抬起胸部，收紧肩胛骨，感觉肩胛骨之间可以夹一支笔。

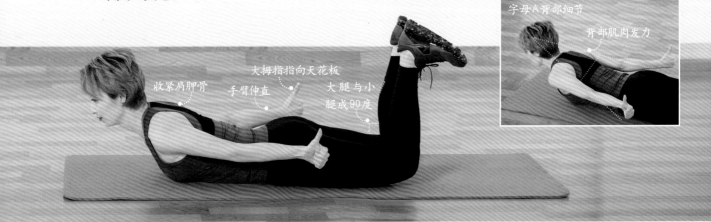

收紧肩胛骨　　手臂伸直　　大拇指指向天花板　　大腿与小腿成90度

字母A背部细节　　背部肌肉发力

② 俯卧，屈膝，大腿与小腿成90度。手臂水平伸直，让身体形成字母"T"的形状，双手伸出，大拇指指向天花板。背部用力向上夹紧，手臂伸直向上抬，抬起胸部，收紧肩胛骨，感觉肩胛骨之间可以夹一支笔。

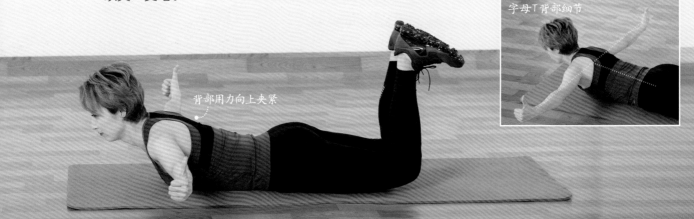

背部用力向上夹紧

字母T背部细节

恢复指数　1　2　3　4　5

动动就能瘦
三个位置各10次为1组
练习3组
中间休息1分钟

何时开始练
顺　产：产后2个月
剖宫产：产后5个月

③　俯卧，屈膝，大腿与小腿成90度。手肘微屈，手臂下拉，让身体形成字母"W"的形状，双手伸出，大拇指指向天花板。抬起手臂，抬起胸部，收紧肩胛骨，感觉肩胛骨之间可以夹一支笔。

Tips
整个动作过程，是背部肌肉发力向上，不是手臂发力，3个动作连续做。

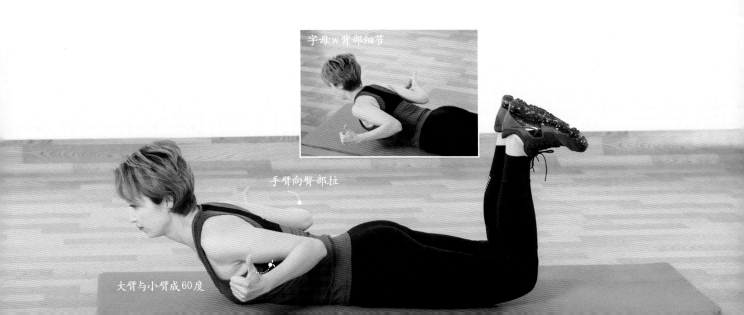

字母 W 背部细节

手臂向臀部拉

大臂与小臂成60度

哑铃俯身划船
练出骨感肩背

恢复目标: 锻炼背部肌肉,减轻产后肩背疼痛

意识控制: 感受背部肌肉发力,拉起手臂,而不是手臂主动发力

瘦身要领: 背挺直,髋关节向后,大臂贴紧身体,收紧肩胛骨,感受肩胛骨可以夹一支笔

恢复指数　1　**2**　**3**　4　5

动动就能瘦
15次为1组
练习2~3组
中间休息30秒

何时开始练
顺　产:产后1个月
剖宫产:产后3个月

① 站姿,双脚打开,与肩同宽,手臂自然下垂,双手各握一个哑铃,手心相对。背挺直,身体向前略倾,膝关节微微弯曲,髋关节向后坐。

② 屈肘,举起哑铃,大臂与小臂成90度。

③ 吸气准备,呼气背部肌肉用力,手臂向后伸直抬高,收紧肩胛骨,想象肩胛骨后侧可以夹住一支笔。

Tips
背部不挺直会损害脊椎,动作太快会降低训练效果,幅度过大会增加身体扭动,增加受伤的可能性。

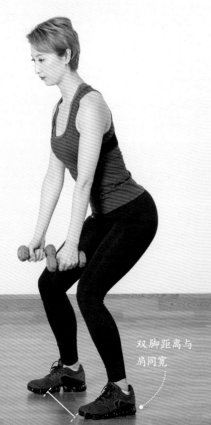

双脚距离与肩同宽

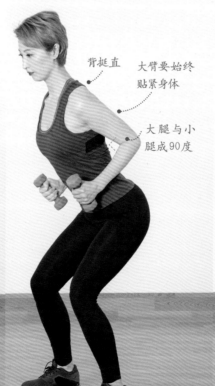

背挺直

大臂要始终贴紧身体

大腿与小腿成90度

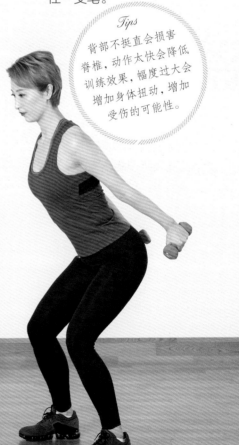

弹力带坐姿划船
塑造性感背影

恢复目标：锻炼背部肌肉，纠正产后弯腰驼背
意识控制：感受背部肌肉发力，拉起弹力带，而不是手臂主动发力
瘦身要领：背挺直，收紧肩胛骨，感受肩胛骨可以夹一支笔

恢复指数　1　2　3　**4**　5

动动就能瘦
15次为1组
练习2~3组
中间休息30秒

何时开始练
顺　产：产后1个月
剖宫产：产后3个月

（1） 坐姿，双腿向前伸，双脚分开，将弹力带中段踩在
脚下，弹力带另外两头绕在手上，在体前交叉。膝
关节微微弯曲，髋关节向后坐，大臂夹紧身体。

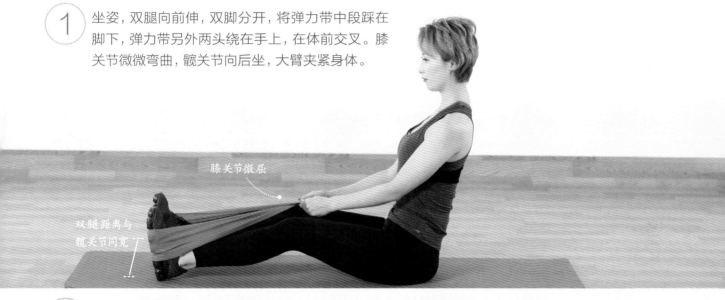

膝关节微屈

双腿距离与
髋关节同宽

（2） 吸气准备，呼气背部挺拔用力，双手将弹力带向后
侧拉伸，肘尖指向后。收紧肩胛骨，想象肩胛骨后
侧可以夹住一支笔。

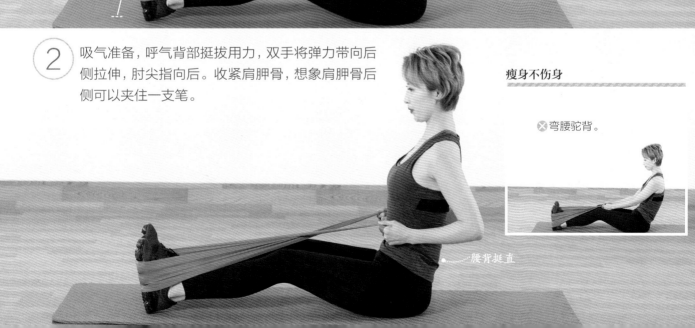

瘦身不伤身

❌弯腰驼背。

腰背挺直

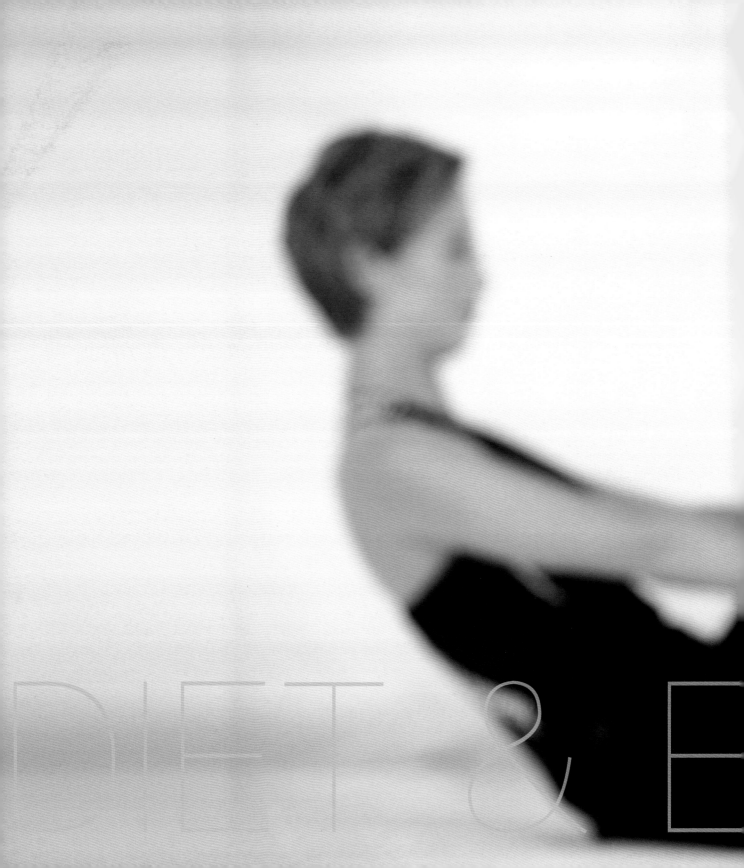

PART 3

14天打卡，
饮食＋锻炼让你更瘦更美

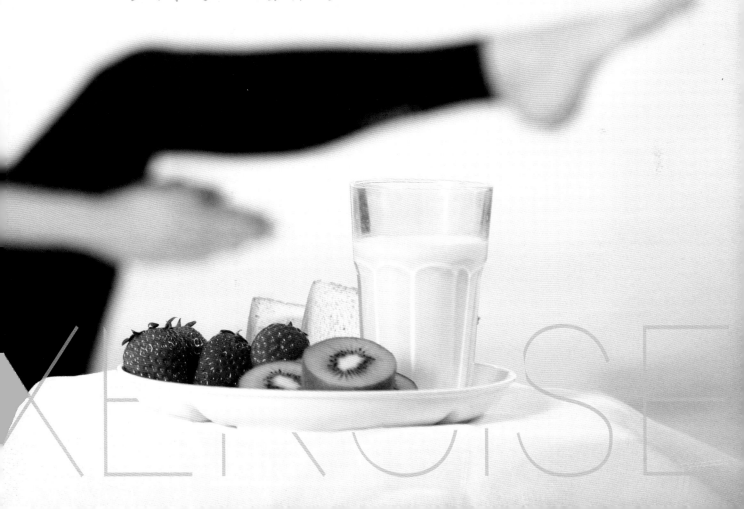

DAY 1 训练日

哺乳期瘦身饮食方案

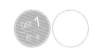

🍳 早　餐	牛奶200毫升　海苔肉松鸡蛋羹　酱鸡肝30克（做法见右页）　全麦面包2片
加　餐	中等大小苹果1个
☀ 午　餐	米饭1拳　菠菜羊肉丸子汤（做法见右页）　蘑菇炒鸡肉片　蒜蓉炒西蓝花
加　餐	核桃3个
🌙 晚　餐	玉米1根　鲫鱼豆腐汤　酱油蒜蓉拌茄子泥　虾皮炒小白菜
运动后 加　餐	酸奶250毫升

非哺乳期瘦身饮食方案

🍳 早　餐	牛奶200毫升　海苔肉松鸡蛋羹　全麦面包2片
加　餐	中等大小苹果1个
☀ 午　餐	米饭1拳　酱鸡肝30克　蘑菇炒鸡肉片　蒜蓉炒西蓝花
加　餐	核桃3个
🌙 晚　餐	玉米1根　虾仁滑豆腐　酱油蒜蓉拌茄子泥　虾皮炒小白菜
运动后 加　餐	酸奶150毫升

你需要记录 ▶ 体重_____　　腰围_____　　臀围_____　　胸围_____

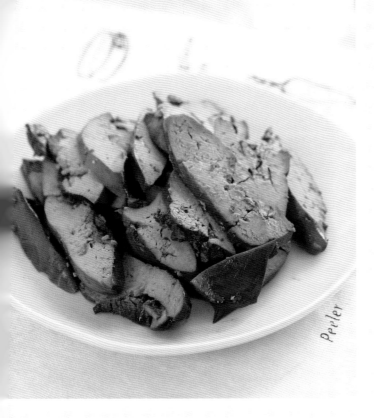

酱鸡肝

鸡肝30克，葱段、姜片、料酒、酱油、蚝油各适量。

1- 鸡肝去油和筋膜，用清水浸泡10分钟。

2- 锅内加水，放入鸡肝、葱段、姜片、料酒，烧开，煮5分钟后关火，捞出鸡肝，用清水清洗一下。

3- 锅里加入热水，放入洗好的鸡肝，放入酱油、蚝油，大火烧开，炖10分钟左右。

4- 汤汁收干前翻炒一下，让鸡肝上色更均匀，出锅后晾凉切片即可。

Tips

鸡肝中含有丰富的铁，每周食用1~2次可为产后妈妈补血。

菠 菜 羊 肉 丸 子 汤

羊里脊肉250克，菠菜250克，鸡蛋清1个，姜丝、料酒、盐、白胡椒粉各适量。

1- 羊里脊肉搅成肉馅，加姜丝、料酒和清水，再加鸡蛋清，绞匀成肉馅备用；菠菜洗净，切段备用。

2- 锅中加水，烧至微热，用勺子舀一勺肉馅，调整成圆形的丸子后下到锅里，直至所有丸子下锅。

3- 另烧一锅开水，将菠菜焯烫后取出。

4- 当所有丸子浮起，下菠菜，略煮后加盐和白胡椒粉调味即可。

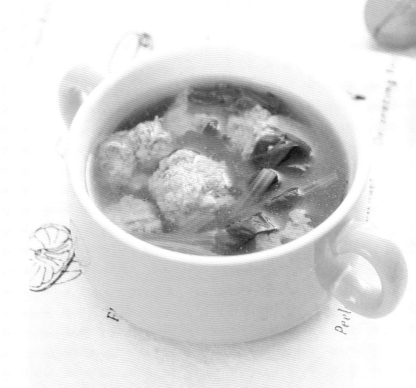

产后瘦身计划 骨盆核心启动，锻炼盆底肌肉

- 次数 / 时间
- - - - - - - - - - - - - - - - - - -
- 组数
- - - - - - - - - - - - - - - - - - -
- 组间歇

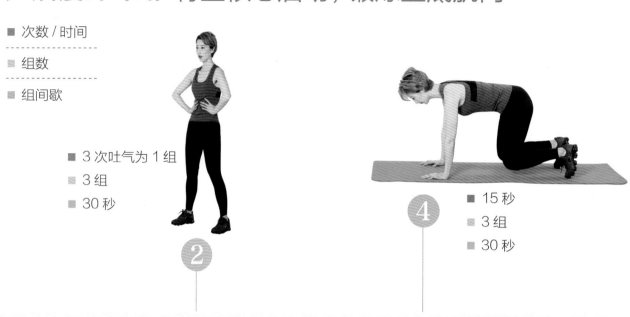

- 3 次吐气为 1 组
- 3 组
- 30 秒

2

- 15 秒
- 3 组
- 30 秒

4

腹横肌激活——收腰呼吸大法(48页)   四点跪姿支撑进阶(53页)

Start **热身** ▶ **激活训练** ▶ **骨盆核心**

热身操(154页)   骨盆底肌训练(75页)   侧卧骨盆训练——蛙式(62页)

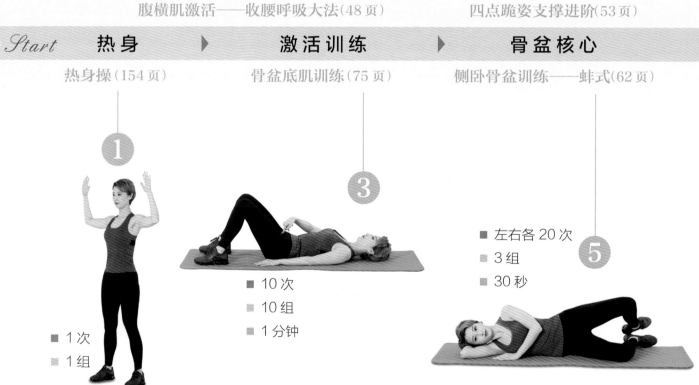

1

- 1 次
- 1 组

- 10 次
- 10 组
- 1 分钟

3

- 左右各 20 次
- 3 组
- 30 秒

5

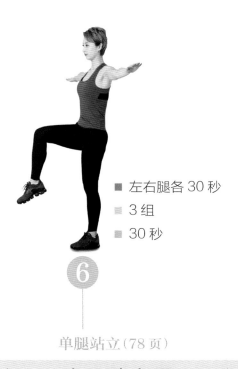

■ 左右腿各 30 秒
■ 3 组
■ 30 秒

⑥

单腿站立（78 页）

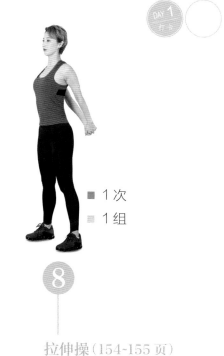

DAY 1
打卡

■ 1 次
■ 1 组

⑧

拉伸操（154-155 页）

▶　上下肢力量　▶　有氧　▶　拉伸放松　*Finish*

快走 20 分钟

⑦

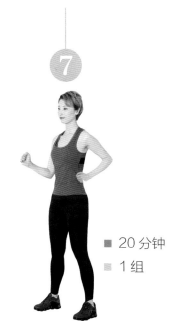

■ 20 分钟
■ 1 组

DAY 2 训练日

哺乳期瘦身饮食方案

🍽 早餐	牛奶燕麦粥　橄榄油煎鸡蛋　奶酪焗土豆泥（做法见右页）　黄豆拌芥蓝
加餐	蓝莓10颗
☀ 午餐	糙米饭1拳　胡萝卜炒肉丝　菌菇乌鸡汤（去皮撇油）（做法见右页）　蒜蓉炒茼蒿
加餐	巴旦木6颗
🌙 晚餐	蒸山药红薯1拳　西芹炒百合　紫菜蛋花汤　香菇炖鸡腿（去皮）
运动后加餐	香蕉半根

非哺乳期瘦身饮食方案

🍽 早餐	牛奶燕麦粥　煎鸡蛋土豆饼（平底锅无油）　黄豆拌芥蓝
加餐	蓝莓10颗
☀ 午餐	糙米饭1拳　胡萝卜炒肉丝　番茄炒鸡蛋　蒜蓉炒茼蒿
加餐	巴旦木6颗
🌙 晚餐	蒸山药红薯1拳　西芹炒百合　上汤鸡毛菜　香菇炖鸡腿（去皮）
运动后加餐	香蕉半根

你需要记录 ▶ 体重＿＿＿＿＿　　腰围＿＿＿＿＿　　臀围＿＿＿＿＿　　胸围＿＿＿＿＿

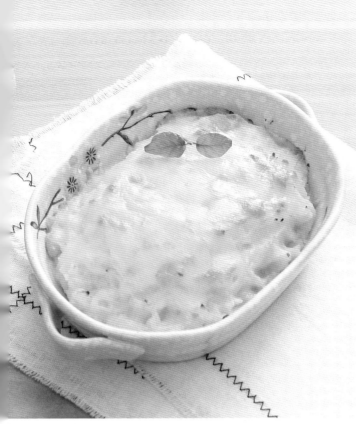

奶酪焗土豆泥

土豆1个，马苏里拉奶酪50克，牛奶30毫升，盐适量。

1- 土豆洗净，连皮放进锅中，加冷水（没过土豆2~3厘米）和盐，开大火把水煮沸后再转中火煮20分钟左右。

2- 把煮好的土豆取出，去皮后碾压成泥。

3- 牛奶煮沸后，分3次加入土豆泥中，搅拌成质地轻盈的土豆泥。

4- 将土豆泥放入烤碗（八分满），撒上马苏里拉奶酪。

5- 烤箱预热至220℃，放入土豆泥，上层上下火，烘烤5~10分钟即可。

菌菇乌鸡汤

乌鸡半只，杏鲍菇半个，口蘑4个，鲜香菇2个，蟹味菇5个，红枣5颗，枸杞1小把，姜片、盐各适量。

1- 乌鸡洗净切块，入水煮沸，去浮沫，取出鸡块，冲洗干净。

2- 砂锅里装入清水，放入鸡块、红枣和姜片，开小火，水温上升后转中火。

3- 沸腾后转小火煲2小时。

4- 将杏鲍菇、口蘑、鲜香菇和蟹味菇洗净，放入砂锅中，继续炖30分钟。

5- 出锅前5分钟，撒入枸杞和盐即可。

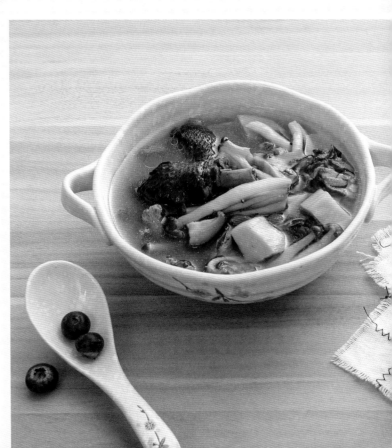

产后瘦身计划 骨盆底肌训练，促进产后骨盆恢复

- ■ 次数 / 时间
- ■ 组数
- ■ 组间歇

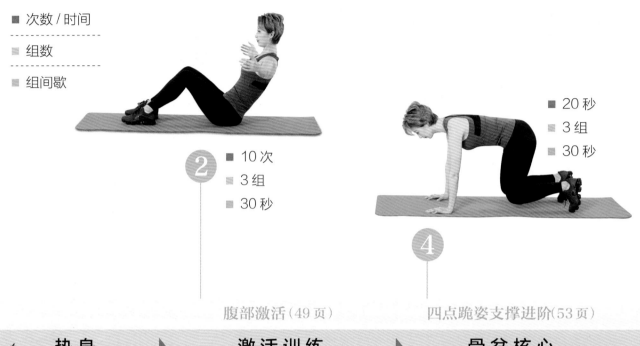

- ■ 10 次
- ■ 3 组
- ■ 30 秒

腹部激活（49 页）

- ■ 20 秒
- ■ 3 组
- ■ 30 秒

四点跪姿支撑进阶（53 页）

Start **热身** ▶ **激活训练** ▶ **骨盆核心**

热身操（154 页）　　骨盆底肌训练（75 页）　　臀部训练初级（63 页）

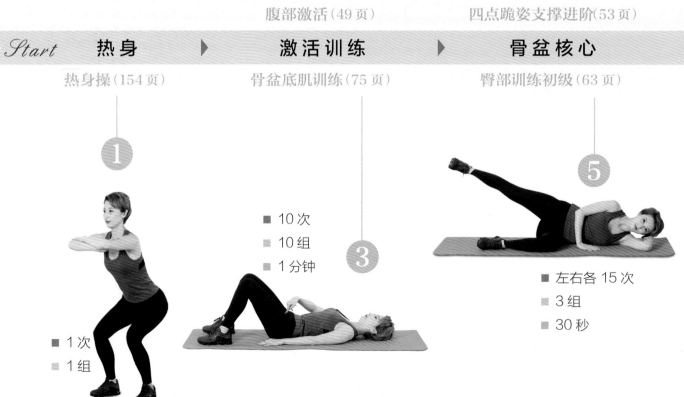

- ■ 1 次
- ■ 1 组

- ■ 10 次
- ■ 10 组
- ■ 1 分钟

- ■ 左右各 15 次
- ■ 3 组
- ■ 30 秒

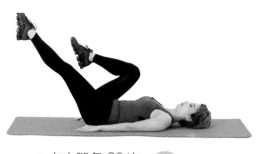

■ 左右腿各 20 次
▧ 3 组
■ 30 秒

⑥

空中自行车（79 页）

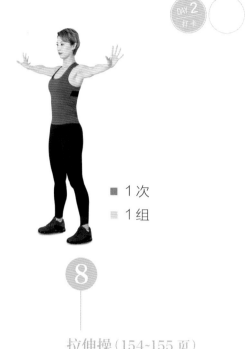

■ 1 次
▧ 1 组

⑧

拉伸操（154~155 页）

▶ **上下肢力量** ▶ **有氧** ▶ **拉伸放松** *Finish*

快走 20 分钟

⑦

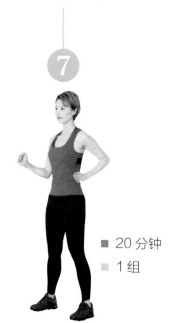

■ 20 分钟
▧ 1 组

DAY 3 有氧日

哺乳期瘦身饮食方案

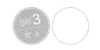

🍱 **早　餐**	红豆杂粮粥　白灼西蓝花　水煮蛋1个
加　餐	豆浆1杯
☀ **午　餐**	紫米饭1拳　虾仁小白菜炒豆腐　菠菜炖鸡汤　蚝油炒生菜
加　餐	圣女果8个　酸奶250毫升
🌙 **晚　餐**	自制土豆泥　恺撒沙拉（少酱）（做法见右页）　香烤三文鱼（做法见右页）　柠檬水

非哺乳期瘦身饮食方案

🍱 **早　餐**	红豆杂粮粥　白灼西蓝花　水煮蛋1个
加　餐	豆浆1杯
☀ **午　餐**	紫米饭1拳　虾仁小白菜炒豆腐　豆腐炖鸡翅根　蚝油炒生菜
加　餐	圣女果8个　酸奶150毫升
🌙 **晚　餐**	自制土豆泥　恺撒沙拉（少酱）　香烤三文鱼　柠檬水

你需要记录 ▶　体重_____　　腰围_____　　臀围_____　　胸围_____

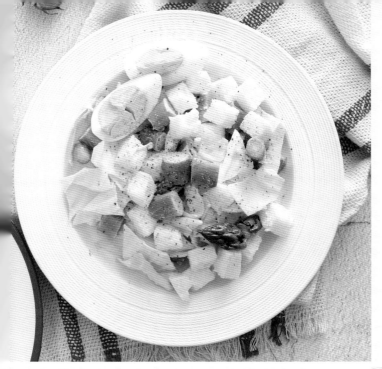

恺撒沙拉

吐司1~2片,罗马生菜1棵,水煮蛋1个,芦笋2根,帕玛森奶酪半块,柠檬汁、蛋黄酱、黑胡椒粉、橄榄油各适量。

1- 吐司去边,切成方丁;罗马生菜洗净,切片;芦笋洗净,切段,入沸水断生;帕玛森奶酪切条;水煮蛋切割成4块。

2- 平底锅内倒入橄榄油,用小火将吐司方丁煎至呈金黄色;蛋黄酱和柠檬汁混合调匀。

3- 将吐司丁、生菜片、芦笋段混合放入沙拉碗中,再放奶酪和水煮蛋,最后撒上黑胡椒粉。

香烤三文鱼

三文鱼150克,柠檬汁、盐、黑胡椒粉、橄榄油各适量。

1- 三文鱼洗净,用厨房纸擦干。

2- 三文鱼两面撒上盐和黑胡椒粉。

3- 烤盘上平铺锡纸,倒一点儿橄榄油抹匀,放上三文鱼。

4- 放入预热好的烤箱,中层,180℃烤8~10分钟。

5- 食用前在三文鱼表面挤上柠檬汁即可。

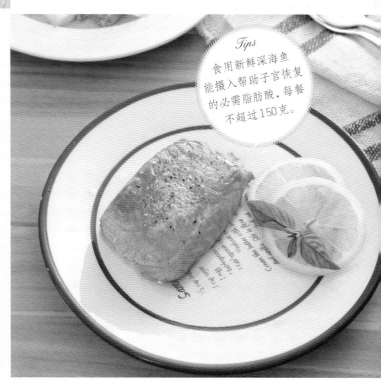

Tips
食用新鲜深海鱼能摄入帮助子宫恢复的必需脂肪酸,每餐不超过150克。

产后瘦身计划 低强度的有氧运动有利于产后瘦身

热身操　快走40分钟　拉伸操

DAY 4　休息日

哺乳期瘦身饮食方案

🍱 早　餐	红薯小米粥　凉拌海带丝　煎鸡蛋（平底锅少油）	
加　餐	猕猴桃1个	
☀ 午　餐	大虾意大利面（自制少油酱汁）（做法见右页）　甜豆蔬菜沙拉　罗宋汤（做法见右页）	
加　餐	无糖酸奶250毫升	
🌙 晚　餐	杂豆粥　肉末香菇炒豆腐　鸡汤煮小白菜　清炒豌豆尖	

非哺乳期瘦身饮食方案

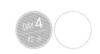

🍱 早　餐	红豆杂粮粥　凉拌海带丝　煎鸡蛋（平底锅无油）　咸味小花卷	
加　餐	猕猴桃1个	
☀ 午　餐	大虾意大利面（自制少油酱汁）　甜豆蔬菜沙拉（和风汁）	
加　餐	无糖酸奶150毫升	
🌙 晚　餐	杂豆粥　肉末香菇炒豆腐　黄瓜炒鸡片　清炒豌豆尖	

你需要记录 ▶　体重_____　　腰围_____　　臀围_____　　胸围_____

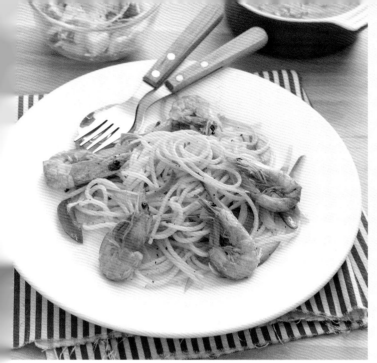

大虾意大利面

鲜虾5只，干意大利面25克，洋葱半个，蒜瓣、酱油、黄酒、盐、黑胡椒粉、植物油各适量。

1- 鲜虾挑去虾线，用黄酒腌制10分钟；洋葱洗净，切丝；意大利面煮熟备用。

2- 油锅烧热，将蒜瓣炸至金黄后取出，倒入鲜虾炒熟。

3- 加入洋葱丝和蒜瓣一起翻炒，倒入酱油略煮，再加入提前煮熟的意大利面。

4- 出锅前加盐调味，撒上黑胡椒粉即可。

罗宋汤

番茄1个，胡萝卜半根，圆白菜100克，番茄酱、盐、黄油各适量。

1- 番茄洗净，去皮切丁；胡萝卜洗净，切丁；圆白菜洗净，切丝。

2- 锅内放入黄油，中火加热，待黄油半熔后，加入番茄丁，炒出香味，加入番茄酱。

3- 锅内加水，放入胡萝卜，炖煮至胡萝卜绵软、汤汁浓稠。

4- 加入圆白菜丝，再煮10分钟，出锅前加盐调味即可。

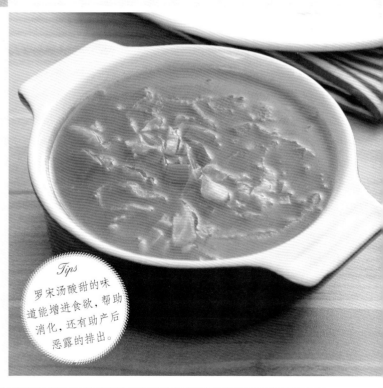

Tips
罗宋汤酸甜的味道能增进食欲，帮助消化，还有助产后恶露的排出。

产后瘦身计划 产后科学瘦身，适当休息调整

DAY 5 训练日

哺乳期瘦身饮食方案

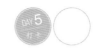

🍴 早　餐	亚麻籽豆浆1杯　玉米面发糕1块　蛤蜊蒸鸡蛋（做法见右页）　小白菜拌虾皮	
加　餐	草莓8颗	
☀ 午　餐	二米饭1拳　荷塘小炒　番茄龙利鱼汤　炒双笋（莴笋和竹笋）	
加　餐	核桃3颗	
🌙 晚　餐	芋头1拳　白灼大虾（蘸酱油汁）　蒜蓉粉丝蒸娃娃菜（做法见右页）　鸡肉黄豆芽汤	
运动后加　餐	酸奶250毫升	

非哺乳期瘦身饮食方案

🍴 早　餐	亚麻籽豆浆1杯　玉米面发糕1块　蛤蜊蒸鸡蛋　小白菜拌虾皮	
加　餐	草莓8颗	
☀ 午　餐	二米饭1拳　荷塘小炒　番茄龙利鱼汤　炒双笋（莴笋和竹笋）	
加　餐	核桃3颗	
🌙 晚　餐	芋头1拳　白灼大虾（蘸酱油汁）　蒜蓉粉丝蒸娃娃菜　鸡蛋炒菠菜	
运动后加　餐	酸奶150毫升	

你需要记录 ▶ 体重＿＿＿＿　　腰围＿＿＿＿　　臀围＿＿＿＿　　胸围＿＿＿＿

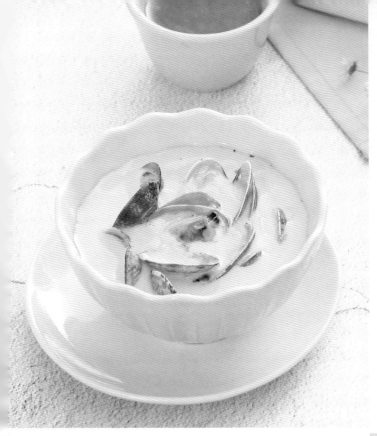

蛤蜊蒸鸡蛋

鸡蛋2个，蛤蜊50克，料酒、黑胡椒粉、盐、芝麻油各适量。

1- 蛤蜊提前一晚放淡盐水中吐尽沙。

2- 蛤蜊清洗干净，入锅中加水炖煮至蛤蜊开口，蛤蜊捞出备用，蛤蜊汤备用。

3- 鸡蛋打散成蛋液，加适量蛤蜊汤（鸡蛋液：蛤蜊汤＝1:2）、盐、黑胡椒粉搅打均匀，淋入料酒、芝麻油，加入开口蛤蜊，盖上保鲜膜，上凉水蒸锅大火蒸10分钟即可。

蒜蓉粉丝蒸娃娃菜

娃娃菜1棵，粉丝1小把，大蒜1头，红椒碎、青椒碎、盐、生抽、蚝油、植物油各适量。

1- 大蒜洗净，切成蒜蓉，锅内倒油，大火煸炒蒜蓉去掉大量水分，改小火慢慢炒成金色，盛出炒好的金蒜，加入盐，调成蒜油备用。

2- 将粉丝放入碗中，倒入沸水，约半分钟变软后捞起，沥干水分，倒入适量蒜油拌松散。

3- 娃娃菜洗净，对半切开成6~8瓣，放入沸水中焯烫10秒左右。

4- 摆盘，每瓣娃娃菜间隔中填上蒜蓉，中心位置铺上粉丝，入蒸锅蒸5分钟。

5- 所有调料兑入小碗调成味汁，炒锅倒少许蒜油加热，煸红椒和青椒碎，倒入味汁煮沸。

6- 取出娃娃菜碗，均匀浇上汁。

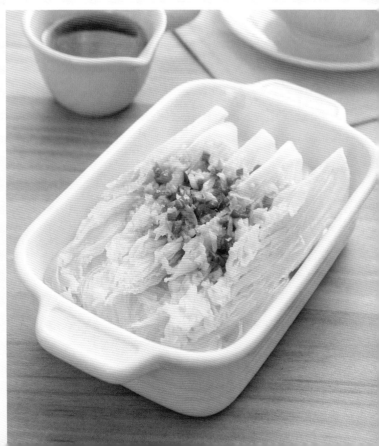

产后瘦身计划 上半身锻炼，颈肩腰背手臂动起来

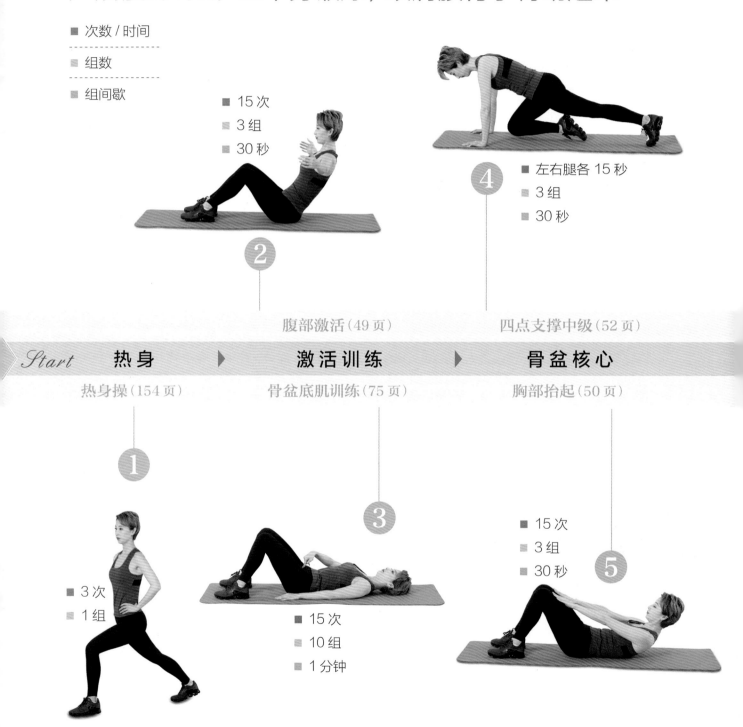

- ■ 次数 / 时间
- ▤ 组数
- ■ 组间歇

■ 15 次
▤ 3 组
■ 30 秒

②

■ 左右腿各 15 秒
▤ 3 组
■ 30 秒

④

腹部激活（49 页）

四点支撑中级（52 页）

Start　**热身**　▶　**激活训练**　▶　**骨盆核心**

热身操（154 页）　骨盆底肌训练（75 页）　胸部抬起（50 页）

①

③

⑤

■ 3 次
▤ 1 组

■ 15 次
▤ 10 组
■ 1 分钟

■ 15 次
▤ 3 组
■ 30 秒

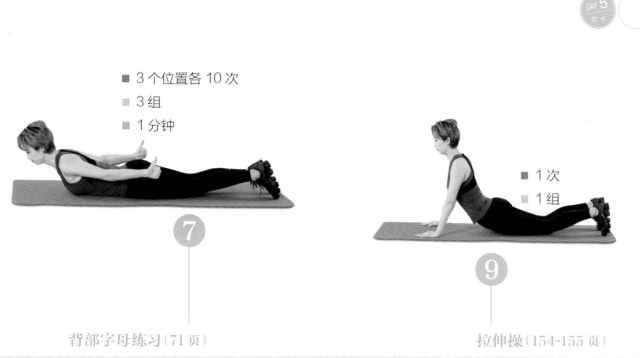

■ 3 个位置各 10 次

▨ 3 组

■ 1 分钟

⑦

■ 1 次

▨ 1 组

⑨

背部字母练习（71 页）　　　　　　　　　　　拉伸操（154~155 页）

▶　**腰背力量**　▶　**有氧**　▶　**拉伸放松**　*Finish*

背部飞燕（68~70 页）　　　　　　快走 30 分钟

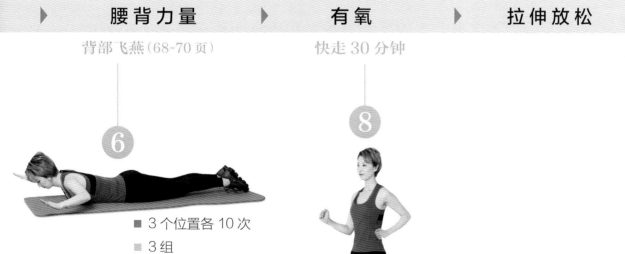

⑥

■ 3 个位置各 10 次

▨ 3 组

■ 1 分钟

⑧

■ 30 分钟

▨ 1 组

DAY 6 训练日

哺乳期瘦身饮食方案

🍳 早　餐	红豆莲子紫米粥　西葫芦鸡蛋饼（做法见右页）
加　餐	牛奶炖木瓜200克
☀ 午　餐	煮玉米1根　清炒荷兰豆　白萝卜牛肉汤　西芹百合
加　餐	巴旦木6颗
🌙 晚　餐	亚麻籽南瓜粥　草菇炒虾仁　豆腐皮拌豆芽　冬瓜蛤蜊汤（做法见右页）
运动后加　餐	酸奶250毫升

非哺乳期瘦身饮食方案

🍳 早　餐	红豆莲子紫米粥　西葫芦鸡蛋饼
加　餐	牛奶炖木瓜200克
☀ 午　餐	煮玉米1根　清炒荷兰豆　白萝卜牛肉汤　西芹百合
加　餐	巴旦木6颗
🌙 晚　餐	亚麻籽南瓜粥　草菇炒虾仁　豆腐皮拌豆芽　茭白炒鸡肉片
运动后加　餐	酸奶150毫升

你需要记录 ▶ 体重＿＿＿＿＿　腰围＿＿＿＿＿　臀围＿＿＿＿＿　胸围＿＿＿＿＿

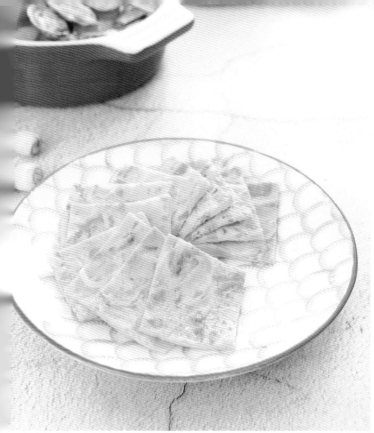

西葫芦鸡蛋饼

西葫芦1个，鸡蛋2个，面粉、盐、植物油各适量。

1- 鸡蛋打散，加盐调味；西葫芦洗净，切丝。

2- 将西葫芦丝放进蛋液里，加面粉搅拌均匀，如果面糊稀了就加适量面粉，如果稠了就加一个鸡蛋。

3- 油锅烧热，将面糊放进去，煎至两面金黄盛盘即可。

Tips
即使是产后减脂期，也不可拒绝碳水化合物。

冬瓜蛤蜊汤

青菜50克，冬瓜100克，蛤蜊50克，盐适量。

1- 冬瓜去皮瓤，洗净，切片；青菜洗净切段；蛤蜊提前吐尽沙。

2- 锅内放入冬瓜片，加适量清水煮沸。

3- 加入蛤蜊、青菜段，煮熟后加盐调味即可。

Tips
蛤蜊中丰富的蛋白质、锌、铁、磷等多种物质，可以改变虚弱多汗的体质，提高免疫力，让产后妈妈恢复活力。

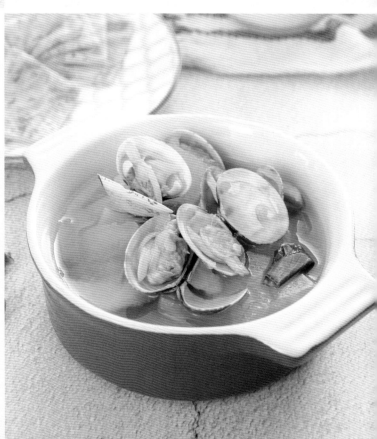

产后瘦身计划 加强臀部训练

- ■ 次数 / 时间
- ⬛ 组数
- ⬛ 组间歇

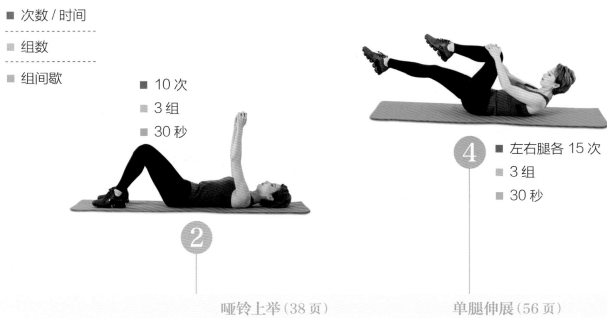

- ■ 10 次
- ⬛ 3 组
- ⬛ 30 秒

②

- ■ 左右腿各 15 次
- ⬛ 3 组
- ⬛ 30 秒

④

哑铃上举（38 页）　　　　　　　单腿伸展（56 页）

Start　　**热身**　▶　**激活训练**　▶　**骨盆核心**

热身操（154 页）　　　骨盆底肌训练（75 页）

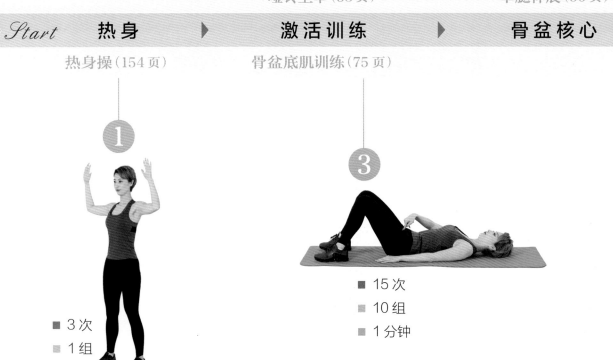

①

- ■ 3 次
- ⬛ 1 组

③

- ■ 15 次
- ⬛ 10 组
- ⬛ 1 分钟

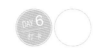

- 左右各 15 次
- 3 组
- 30 秒

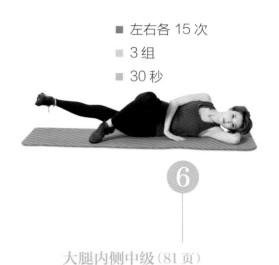

- 1 次
- 1 组

6

8

大腿内侧中级（81 页）

拉伸操（154-155 页）

▶ **上下肢力量** ▶ **有氧** ▶ **拉伸放松** *Finish*

交叉腿（80 页）

快走 30 分钟

5

7

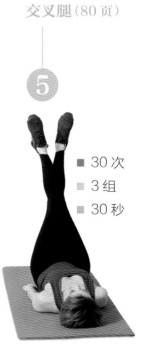

- 30 次
- 3 组
- 30 秒

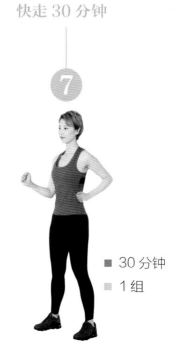

- 30 分钟
- 1 组

DAY 7　休息日

哺乳期瘦身饮食方案

🍱 **早　餐**　亚麻籽全麦面包2片　牛奶200毫升　煎鸡蛋（平底锅少油）　酱鸭肝30克

　　加　餐　苹果1个

☀ **午　餐**　糙米饭1拳　芹菜炒香干（豆腐干）　香菇炖鸡汤　清炒芥蓝

　　加　餐　无糖酸奶250毫升

🌙 **晚　餐**　杂豆粥　清蒸鲈鱼（做法见右页）　番茄菜花　海带豆腐汤

非哺乳期瘦身饮食方案

🍱 **早　餐**　亚麻籽全麦面包2片　牛奶200毫升　煎鸡蛋（平底锅少油）　酱鸭肝30克

　　加　餐　苹果1个

☀ **午　餐**　糙米饭1拳　芹菜炒香干（豆腐干）　洋葱炒青口（做法见右页）　清炒芥蓝

　　加　餐　无糖酸奶150毫升

🌙 **晚　餐**　杂豆粥　清蒸鲈鱼　番茄菜花　香菇油菜

你需要记录 ▶　体重_____　腰围_____　臀围_____　胸围_____

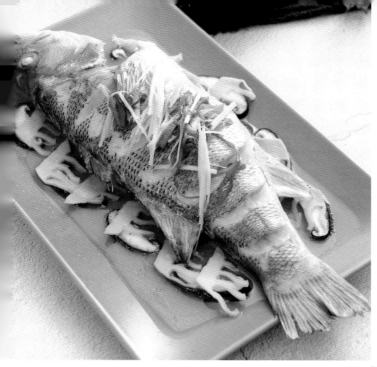

清蒸鲈鱼

鲈鱼1条，香菇4个，笋片30克，盐、料酒、酱油、姜丝、葱丝各适量。

1- 鲈鱼处理干净，鱼身两面横切几刀，放入蒸盘中。

2- 香菇洗净，切片，与笋片一同码在鱼身两侧上，将姜丝、葱丝放入鱼盘，加盐、酱油、料酒。

3- 锅中加适量水，大火烧开，放入蒸屉、鱼盘，大火蒸8~10分钟，鱼熟后取出，食用时挑去葱丝、姜丝。

洋葱炒青口

青口10个，洋葱半个，蒜蓉、姜末、鱼露、柠檬汁、罗勒、白酒、橄榄油各适量。

1- 白酒煮青口去腥，扒开两扇贝壳，掰下空壳扔掉。

2- 洋葱洗净，切丝；罗勒切碎；鱼露、一半的蒜蓉混合均匀成酱。

3- 油锅烧热，放入洋葱丝、姜末、剩下的蒜蓉爆香，青口下锅后倒入酱翻炒，加罗勒，出锅后淋柠檬汁。

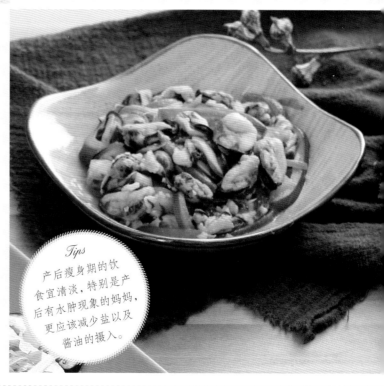

Tips

产后瘦身期的饮食宜清淡，特别是产后有水肿现象的妈妈，更应该减少盐以及酱油的摄入。

产后瘦身计划 产后运动兼顾休息恢复

DAY 8 训练日

哺乳期瘦身饮食方案

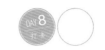

早　餐	牛奶200毫升　全麦三明治（夹奶酪、牛肉、生菜）	
加　餐	猕猴桃1个	
午　餐	米饭1拳　番茄鸡肝汤（做法见右页）　蒜蓉西蓝花　菠菜炒鸡蛋	
加　餐	核桃3个	
晚　餐	玉米1根　鸡肉豆腐汤　虾皮炒小白菜　蒜蓉空心菜	
运动后加餐	酸奶250毫升	

非哺乳期瘦身饮食方案

早　餐	牛奶200毫升　全麦三明治（夹奶酪、牛肉、生菜）	
加　餐	猕猴桃1个	
午　餐	米饭1拳　酱鸭肝30克　蒜蓉西蓝花　菠菜炒鸡蛋	
加　餐	核桃3个	
晚　餐	胡萝卜炒鸡肉豆腐丁（做法见右页）　虾皮炒小白菜　蒜蓉空心菜	
运动后加餐	酸奶150毫升	

你需要记录 ▶　体重＿＿＿＿＿＿　腰围＿＿＿＿＿＿　臀围＿＿＿＿＿＿　胸围＿＿＿＿＿＿

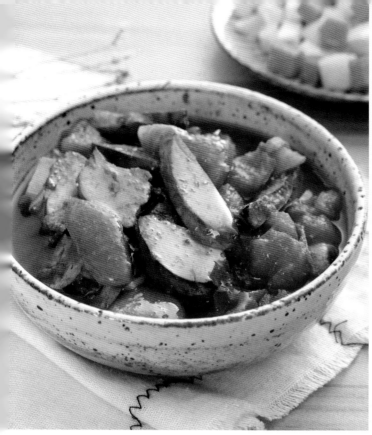

番茄鸡肝汤

番茄1个，鸡肝150克，姜片、葱段、盐、橄榄油各适量。

1- 番茄洗净，切块；鸡肝用清水泡2小时以上，中间换几次水，把多余的杂质、血等清理干净。

2- 将清理好的鸡肝放入沸水里煮5分钟左右，盛出用温水清洗干净，切片。

3- 油锅烧热，加入姜片和葱段炒香，倒入番茄块，翻炒出汁。

4- 加入鸡肝略炒，出锅前加盐即可。

胡萝卜炒鸡肉豆腐丁

胡萝卜半根，鸡胸肉250克，豆腐1块，姜末、蒜蓉、盐、生抽、植物油各适量。

1- 鸡胸肉洗净，切丁，加盐腌制半小时；胡萝卜、豆腐洗净，切丁。

2- 油锅烧热，爆香姜末和蒜蓉，加入胡萝卜丁翻炒，半透明后盛起待用。

3- 下豆腐丁翻炒，半熟时盛起。

4- 加入腌好的鸡肉丁，炒至变色，再加入炒过的胡萝卜丁和豆腐丁，倒生抽调色略煮，最后加盐调味即可。

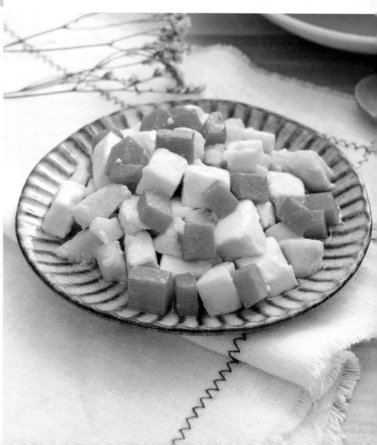

产后瘦身计划 增强下肢力量，加强腿部锻炼

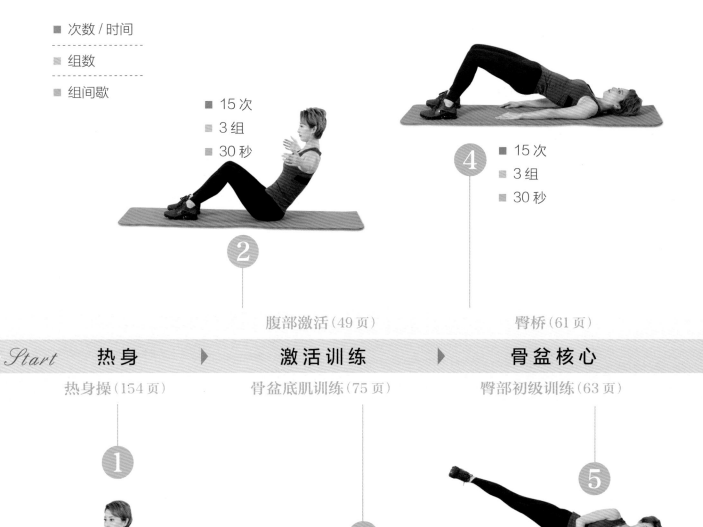

- ■ 次数 / 时间
- ▨ 组数
- ■ 组间歇

2 腹部激活（49 页）
- ■ 15 次
- ▨ 3 组
- ■ 30 秒

4 臀桥（61 页）
- ■ 15 次
- ▨ 3 组
- ■ 30 秒

Start　**热身** ▶ **激活训练** ▶ **骨盆核心**

热身操（154 页）　　骨盆底肌训练（75 页）　　臀部初级训练（63 页）

1
- ■ 3 次
- ▨ 1 组

3
- ■ 20 次
- ▨ 10 组
- ■ 1 分钟

5
- ■ 左右各 20 次
- ▨ 3 组
- ■ 30 秒

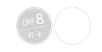

■ 左右各 20 次

■ 3 组

■ 30 秒

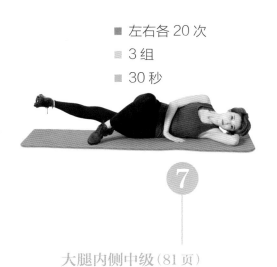

■ 1 次

■ 1 组

⑦

⑨

大腿内侧中级（81 页）

拉伸操（154~155 页）

▶ **上下肢力量** ▶ **有氧** ▶ **拉伸放松** *Finish*

交叉腿（80 页）

快走 40 分钟

⑥

⑧

■ 30 次

■ 3 组

■ 30 秒

■ 40 分钟

■ 1 组

DAY 9 训练日

哺乳期瘦身饮食方案

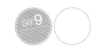

早　餐	红豆牛奶汤　时蔬鸡蛋面饼
加　餐	蓝莓10颗
午　餐	糙米饭1拳　蘑菇炒肉片　薏米莲子鲫鱼汤（做法见右页）　蒜蓉生菜
加　餐	巴旦木6颗
晚　餐	蒸山药红薯1拳　西芹百合　香菇炖鸡腿（去皮）（做法见右页）　紫菜豆腐汤
运动后加餐	香蕉半根

非哺乳期瘦身饮食方案

早　餐	红豆紫米粥　时蔬鸡蛋面饼
加　餐	蓝莓10颗
午　餐	糙米饭1拳　蘑菇炒肉片　清蒸鲈鱼　蒜蓉生菜
加　餐	巴旦木6颗
晚　餐	西芹百合　番茄炒鸡蛋　香菇炖鸡腿（去皮）
运动后加餐	香蕉半根

你需要记录　▶　体重＿＿＿＿＿＿　　腰围＿＿＿＿＿＿　　臀围＿＿＿＿＿＿　　胸围＿＿＿＿＿＿

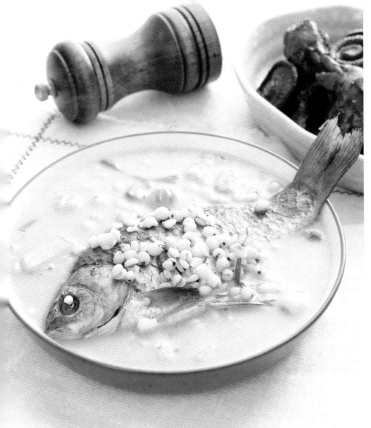

薏米莲子鲫鱼汤

鲫鱼1条，薏米100克，莲子10颗，葱段、姜片、盐、料酒、植物油各适量。

1- 薏米和莲子提前用清水浸泡3小时；鲫鱼去内脏洗净，备用。

2- 油锅烧热，将鲫鱼放入，中火煎至两面金黄，加入葱段、姜片和料酒，继续煎1分钟左右。

3- 转大火加入开水，倒入薏米和莲子，5分钟后加入盐，改中火继续煮30分钟即可。

Tips

鱼汤有下奶催乳、补益功效，产后哺乳妈妈喝汤时宜撇去上层油脂。

香菇炖鸡腿

鸡腿2个，干香菇6个，盐、姜片、酱油、植物油各适量。

1- 干香菇提前泡发；鸡腿洗净去皮，在鸡腿上划几刀。

2- 油锅烧热，放入姜片、干香菇炒香，放入鸡腿，然后放入盐和酱油。

3- 锅再次烧开时，倒入开水（水量没过鸡腿），盖上锅盖，炖30分钟左右。

Tips

菇类食材中的微量元素多，不仅可以补充产后营养所需，还能润肠通便，缓解妈妈产后便秘问题。

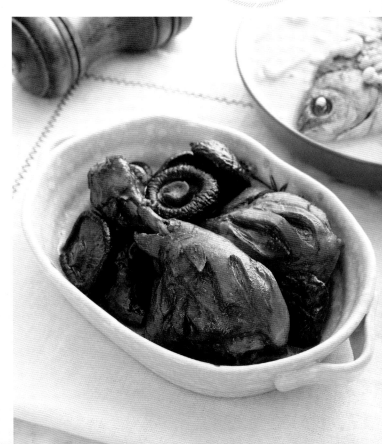

产后瘦身计划 增强背部肌肉力量

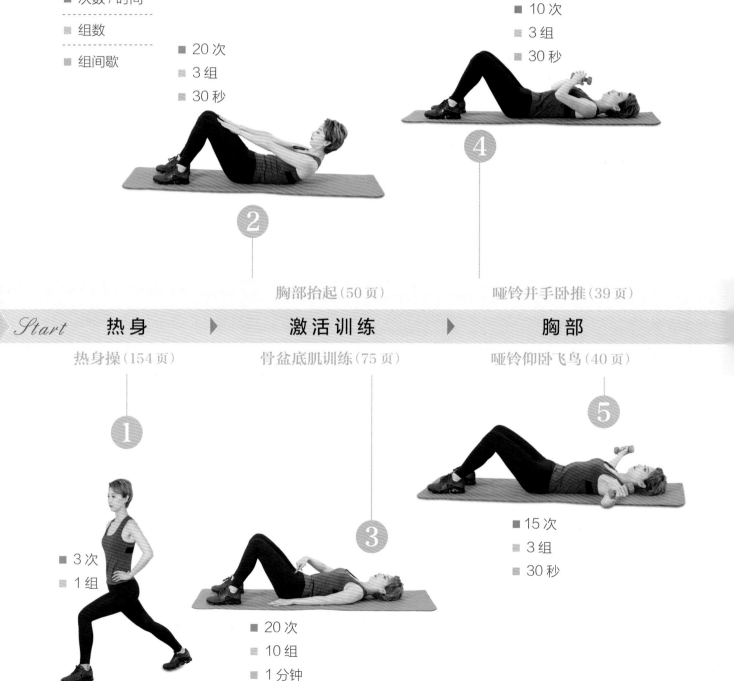

■ 次数 / 时间

■ 组数

■ 组间歇

■ 20 次
■ 3 组
■ 30 秒

② 胸部抬起（50 页）

■ 10 次
■ 3 组
■ 30 秒

④ 哑铃并手卧推（39 页）

Start   **热身** ▶ **激活训练** ▶ **胸部**

热身操（154 页）

骨盆底肌训练（75 页）

哑铃仰卧飞鸟（40 页）

① ■ 3 次
■ 1 组

③ ■ 20 次
■ 10 组
■ 1 分钟

⑤ ■ 15 次
■ 3 组
■ 30 秒

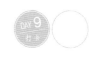

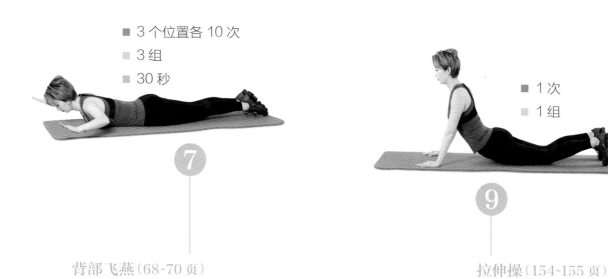

- 3 个位置各 10 次
- 3 组
- 30 秒

⑦

- 1 次
- 1 组

⑨

背部飞燕（68-70 页）

拉伸操（154-155 页）

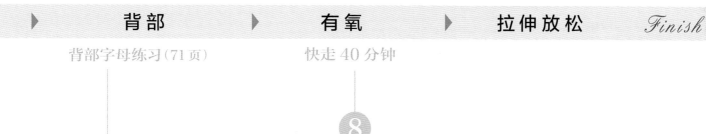

▶ **背 部**　　▶ **有 氧**　　▶ **拉 伸 放 松**　　*Finish*

背部字母练习（71 页）

快走 40 分钟

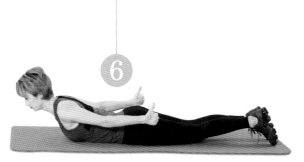

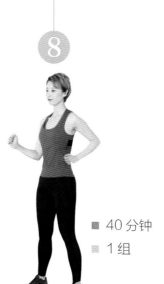

⑥

⑧

- 3 个位置各 10 次
- 3 组
- 30 秒

- 40 分钟
- 1 组

DAY 10 有氧日

哺乳期瘦身饮食方案

🐾 早 餐	山药牛奶燕麦粥　菠菜碎蒸鸡蛋羹
加 餐	圣女果8颗
☀ 午 餐	紫米饭1拳　粉丝虾皮蒸南瓜（做法见右页）　香菇芦笋煎三文鱼　紫菜蛋花汤
加 餐	黑豆豆浆1杯
🌙 晚 餐	红薯1块　什锦烧豆腐　虫草花鸡丝汤　清炒西蓝花

非哺乳期瘦身饮食方案

🐾 早 餐	山药牛奶燕麦粥　菠菜碎蒸鸡蛋羹
加 餐	圣女果8颗
☀ 午 餐	紫米饭1拳　粉丝虾皮蒸丝瓜　香菇芦笋煎三文鱼　炒合菜（做法见右页）
加 餐	黑豆豆浆1杯
🌙 晚 餐	什锦烧豆腐　红烧鸡翅根　清炒西蓝花

你需要记录 ▶ 体重_____　腰围_____　臀围_____　胸围_____

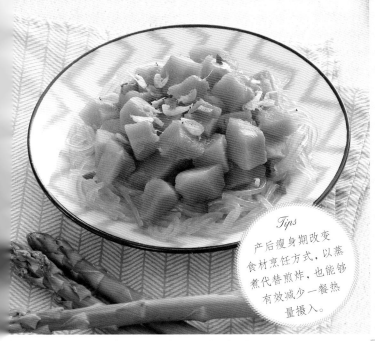

粉丝虾皮蒸南瓜

小南瓜1个，粉丝1把，虾皮1把，蒸鱼豉油、盐各适量。

1- 粉丝提前泡软；小南瓜洗净，切成1厘米左右的丁。

2- 粉丝和南瓜加盐拌匀，均匀铺在盘底，表面撒上虾皮，入蒸锅蒸熟。

3- 出锅后均匀滴上蒸鱼豉油即可。

Tips

产后瘦身期改变食材烹饪方式，以蒸煮代替煎炸，也能够有效减少一餐热量摄入。

炒合菜

绿豆芽、韭菜、菠菜、粉丝、猪肉丝各1小把，葱段、花椒、料酒、生抽、盐、植物油各适量。

1- 猪肉丝用料酒和盐腌制半小时；粉丝提前泡软；韭菜洗净，切段；绿豆芽洗净。

2- 油锅烧热，煸香葱段、花椒，捞出后放入猪肉丝，炒至变色，接着放绿豆芽炒至半透明，最后放入粉丝和韭菜、菠菜，炒熟。

3- 加生抽和盐调味即可。

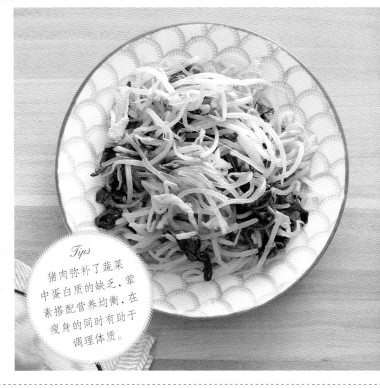

Tips

猪肉弥补了蔬菜中蛋白质的缺乏，荤素搭配营养均衡，在瘦身的同时有助于调理体质。

产后瘦身计划 以步行为主的有氧锻炼

热身操　快走50分钟　拉伸操

DAY 11 休息日

哺乳期瘦身饮食方案

🍳 早 餐	牛奶200毫升　全麦面包2片　煎鸡蛋（平底锅少油）
加 餐	苹果1个
☀ 午 餐	玉米1根　凉拌笋丝（做法见右页）　白萝卜胡萝卜羊肉汤（做法见右页）　木耳炒鸡蛋
加 餐	无糖酸奶250毫升
🌙 晚 餐	杂豆粥　蘑菇虫草花汤　小白菜炒虾仁　清炒油麦菜

非哺乳期瘦身饮食方案

🍳 早 餐	牛奶200毫升　全麦面包2片　煎鸡蛋（平底锅少油）
加 餐	苹果1个
☀ 午 餐	玉米1根　凉拌笋丝　白萝卜胡萝卜羊肉汤　木耳炒鸡蛋
加 餐	无糖酸奶250毫升
🌙 晚 餐	蘑菇炒鸡肉片　小白菜炒虾仁　清炒油麦菜

你需要记录 ▶ 体重_____　腰围_____　臀围_____　胸围_____

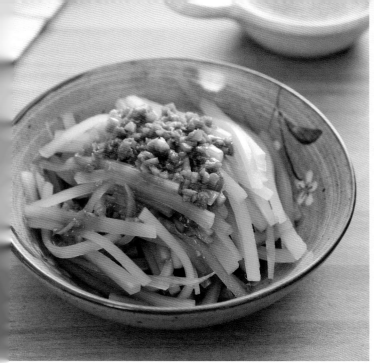

凉拌笋丝

莴笋1根，蒜蓉、盐、白糖、生抽、醋、芝麻油、植物油各适量。

1- 莴笋洗净，去皮切丝。

2- 锅中烧水，水中放一点点盐，把莴笋丝放入烫10秒，捞出用凉开水冲洗，沥干。

3- 油锅烧热，爆香蒜蓉，加白糖、生抽和盐，加热出香味，最后加一点醋。

4- 酱汁凉后淋在莴笋丝上，倒芝麻油拌匀。

白萝卜胡萝卜羊肉汤

羊腿肉300克，白萝卜1/4根，胡萝卜1根，葱段、姜片、料酒、黑胡椒粉、盐各适量。

1- 白萝卜、胡萝卜洗净，去皮切块。

2- 羊腿肉洗净，下冷水锅，倒适量料酒，大火煮出血沫，捞出冲洗干净。

3- 砂锅内放适量水，放葱段、姜片煮开，放羊腿肉煮1小时。

4- 将白萝卜块和胡萝卜块放入锅中，继续煮30分钟左右，加黑胡椒粉和盐调味。

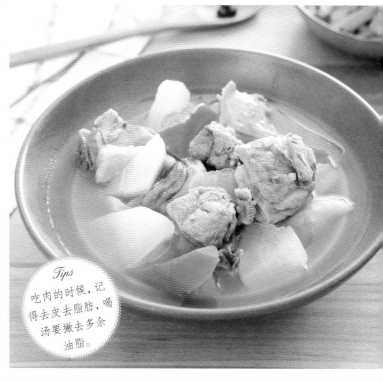

Tips

吃肉的时候，记得去皮去脂肪，喝汤要撇去多余油脂。

产后瘦身计划　调养身体，注重恢复

DAY 12 训练日

哺乳期瘦身饮食方案

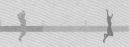

早 餐	亚麻籽豆浆1杯　小米面鸡蛋煎饼（少酱，不要加薄脆）
加 餐	草莓8颗
午 餐	二米饭1拳　咖喱炒鸡丁（做法见右页）　炒红薯叶　菠菜拌海蜇
加 餐	核桃3颗
晚 餐	芋头1拳　白灼大虾（蘸酱油汁）（做法见右页）　蒜蓉粉丝蒸娃娃菜　鸭血木耳汤
运动后加餐	酸奶250毫升

非哺乳期瘦身饮食方案

早 餐	亚麻籽豆浆1杯　小米面鸡蛋煎饼（少酱，不要加薄脆）
加 餐	草莓8颗
午 餐	二米饭1拳　咖喱炒鸡丁　炒红薯叶　菠菜拌海蜇
加 餐	核桃3颗
晚 餐	白灼大虾（蘸酱油汁）　蒜蓉粉丝蒸娃娃菜　鸭血炒豆腐
运动后加餐	酸奶150毫升

你需要记录 ▶ 体重_____　腰围_____　臀围_____　胸围_____

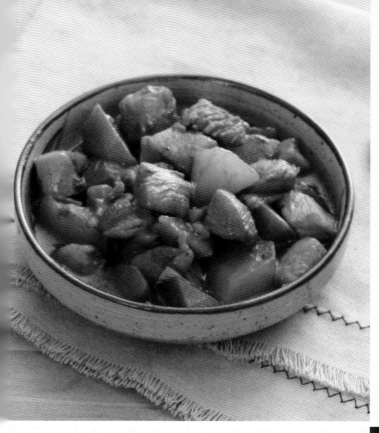

咖喱炒鸡丁

鸡胸肉1块,土豆1个,胡萝卜半根,洋葱半个,咖喱3块,生抽、料酒、盐、黑胡椒粉、植物油各适量。

1- 鸡胸肉洗净,切块,用料酒和盐腌制10分钟;土豆洗净,去皮切块;胡萝卜、洋葱洗净,切块。

2- 油锅烧热,放入土豆块和胡萝卜块,翻炒至变色,盛出备用。

3- 锅内倒入洋葱块,翻炒去除辣味,放入腌好的鸡胸肉,炒至变色。

4- 放入之前炒过的土豆块和胡萝卜块,加水没过食材。

5- 放入咖喱、生抽,搅拌均匀,大火烧开转中火,煮8分钟左右。

6- 出锅前加黑胡椒粉。

白灼大虾

鲜虾200克,姜片2片,葱2根,料酒适量。

1- 鲜虾洗净,挑去虾线,剪去须脚。

2- 锅内倒入清水、料酒、姜片和葱,放入处理好的鲜虾。

3- 中火煮3分钟左右,捞出沥干水分。

Tips

哺乳妈妈瘦身时可适当多吃虾,虾含有丰富的营养,而且易消化,脂肪含量低,每次5只左右为宜。

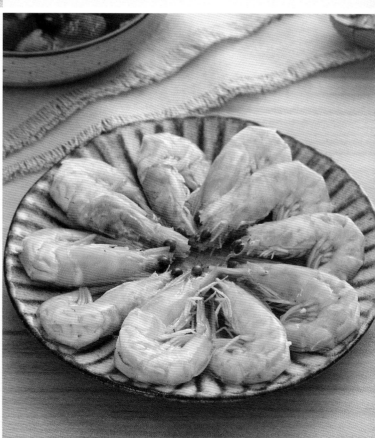

产后瘦身计划 练出产后翘臀美腿

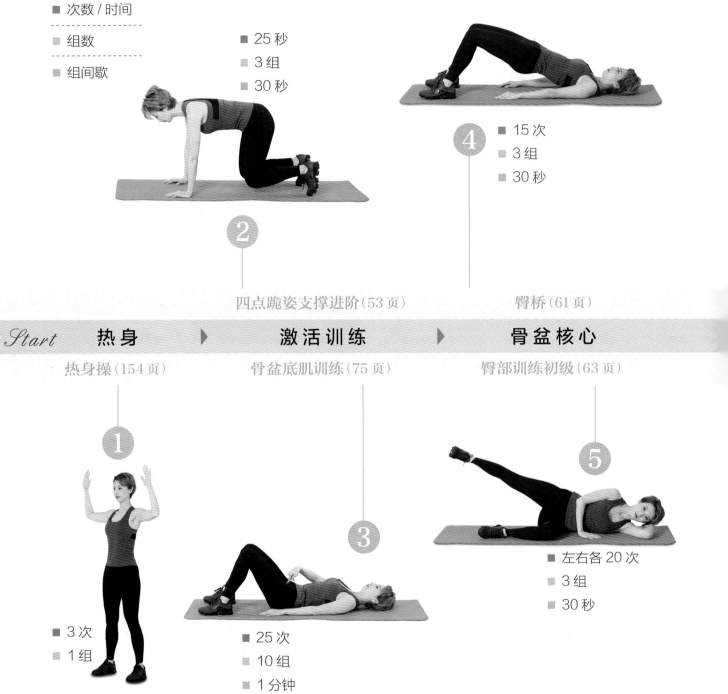

- ■ 次数 / 时间
- ---------------
- ■ 组数
- ---------------
- ■ 组间歇

- ■ 25 秒
- ■ 3 组
- ■ 30 秒

②　四点跪姿支撑进阶 (53 页)

- ④
- ■ 15 次
- ■ 3 组
- ■ 30 秒

臀桥 (61 页)

Start　**热身**　▶　**激活训练**　▶　**骨盆核心**

热身操 (154 页)　　　骨盆底肌训练 (75 页)　　　臀部训练初级 (63 页)

①
- ■ 3 次
- ■ 1 组

③
- ■ 25 次
- ■ 10 组
- ■ 1 分钟

⑤
- ■ 左右各 20 次
- ■ 3 组
- ■ 30 秒

■ 左右各 20 次

■ 3 组

■ 30 秒

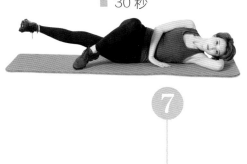

■ 1 次

■ 1 组

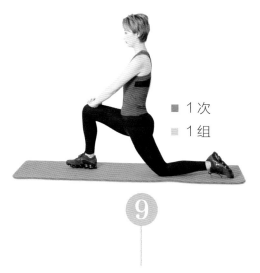

大腿内侧中级（81 页）

拉伸操（154~155 页）

▶　**上下肢力量**　▶　**有氧**　▶　**拉伸放松**　*Finish*

100 拍（58 页）

快走 40 分钟

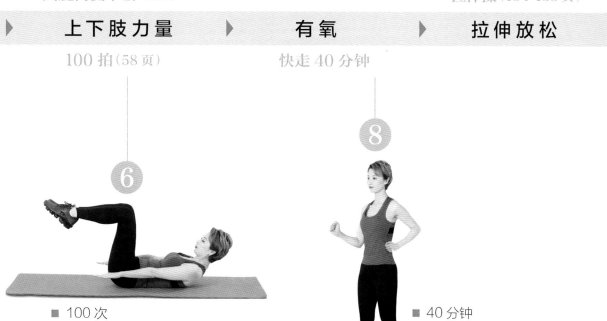

■ 100 次

■ 2 组

■ 1 分钟

■ 40 分钟

■ 1 组

DAY 13 训练日

哺乳期瘦身饮食方案

🌅 **早　餐**	糙米燕麦南瓜粥　煎鸡蛋1个（平底锅少油）　凉拌海带丝	
加　餐	牛奶炖木瓜200克	
☀ **午　餐**	玉米1根　蒜蓉茄子　莲藕山药牛肉汤（做法见右页）　清炒豆芽	
加　餐	巴旦木6颗	
🌙 **晚　餐**	杂粮饭1拳　干锅茶树菇（做法见右页）　蒜蓉茼蒿　豆腐鲫鱼汤	
**运动后
加　餐**	酸奶250毫升	

非哺乳期瘦身饮食方案

🌅 **早　餐**	糙米燕麦南瓜粥　煎鸡蛋1个（平底锅少油）　凉拌海带丝	
加　餐	牛奶炖木瓜200克	
☀ **午　餐**	玉米1根　蒜蓉茄子　番茄牛肉　清炒豆芽	
加　餐	巴旦木6颗	
🌙 **晚　餐**	番茄龙利鱼汤　干锅茶树菇　蒜蓉茼蒿	
**运动后
加　餐**	酸奶150毫升	

你需要记录 ▶　体重＿＿＿＿＿＿　　腰围＿＿＿＿＿＿　　臀围＿＿＿＿＿＿　　胸围＿＿＿＿＿＿

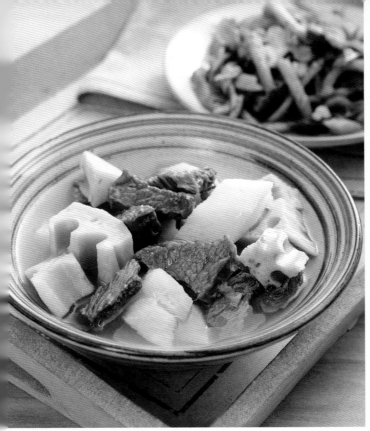

莲藕山药牛肉汤

牛肉200克，莲藕、山药各100克，姜片、盐各适量。

1- 牛肉洗净，切块，略煮一下，取出，沥干。

2- 莲藕洗净，切块；山药洗净，去皮并用清水浸泡，切块。

3- 将牛肉、莲藕、山药、姜片放入锅中，加适量清水用大火煮沸。

4- 转小火慢慢煲熟，加盐调味即可。

Tips
牛肉有利于妈妈产后身体恢复，提高乳汁质量。

干锅茶树菇

鸡肉、茶树菇各150克，青椒1个，姜片、蒜蓉、生抽、盐、植物油各适量。

1- 鸡肉洗净，切片；茶树菇提前用水泡发；青椒洗净，切丝。

2- 油锅烧热，放入鸡肉翻炒，加生抽翻炒片刻，盛出鸡肉。

3- 锅内放入姜片、蒜蓉，炒香，然后放入茶树菇、盐翻炒，至茶树菇变干，加入鸡肉、青椒丝，继续翻炒2分钟左右即可。

Tips
菌菇含有非常丰富的膳食纤维，适合产后妈妈减脂期食用。

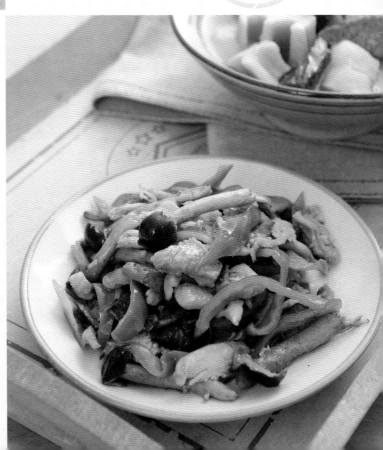

产后瘦身计划 启动低强度器械训练

- ■ 次数 / 时间
- ▨ 组数
- ■ 组间歇

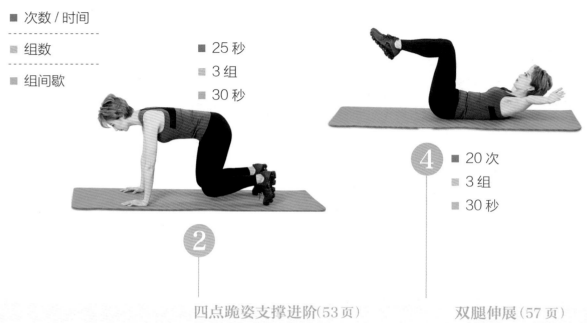

- ■ 25 秒
- ▨ 3 组
- ▨ 30 秒

②

四点跪姿支撑进阶（53 页）

④
- ■ 20 次
- ▨ 3 组
- ▨ 30 秒

双腿伸展（57 页）

| *Start* | **热身** | ▶ | **激活训练** | ▶ | **骨盆核心** |

热身操（154 页）　　　　骨盆底肌训练（75 页）　　　　100 拍（58 页）

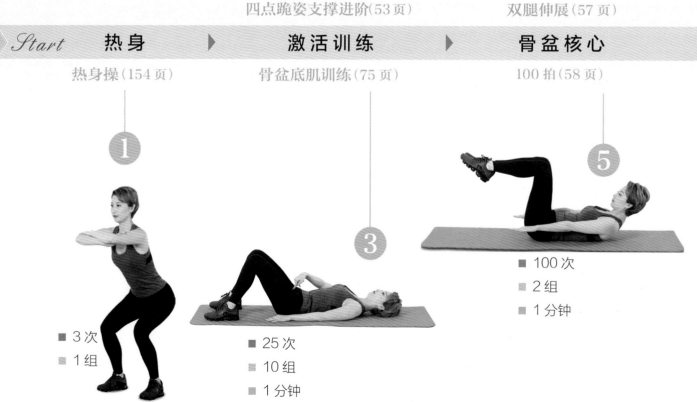

①

- ■ 3 次
- ▨ 1 组

③
- ■ 25 次
- ▨ 10 组
- ▨ 1 分钟

⑤

- ■ 100 次
- ▨ 2 组
- ▨ 1 分钟

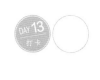

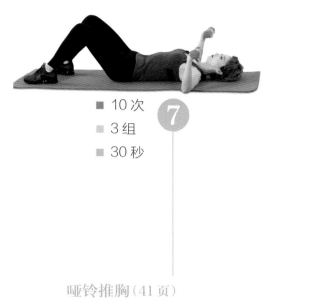

- 10 次
- 3 组
- 30 秒

⑦

哑铃推胸（41 页）

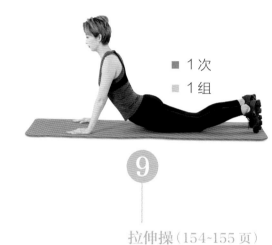

- 1 次
- 1 组

⑨

拉伸操（154~155 页）

▶ **胸 部** ▶ **有 氧** ▶ **拉 伸 放 松** *Finish*

跪姿俯卧撑（42 页）　　　　快走 40 分钟

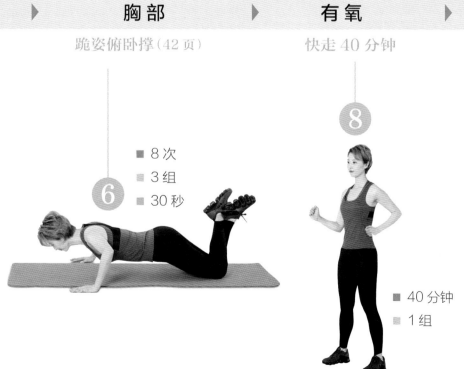

- 8 次
- 3 组
- 30 秒

⑥

⑧

- 40 分钟
- 1 组

DAY 14　有氧日

哺乳期瘦身饮食方案

🍳 **早　餐**	鸡肝菠菜粥　水煮蛋1个
加　餐	苹果1个
☀ **午　餐**	糙米饭1拳　上汤娃娃菜　番茄菜花　山药胡萝卜羊肉汤
加　餐	牛奶200毫升
🌙 **晚　餐**	杂豆粥　白灼菜心　白灼大虾（蘸酱油汁）　紫菜蛤蜊汤（做法见右页）

非哺乳期瘦身饮食方案

🍳 **早　餐**	鸡肝菠菜粥　水煮蛋1个
加　餐	苹果1个
☀ **午　餐**	糙米饭1拳　上汤娃娃菜　番茄菜花　胡萝卜炒牛肉
加　餐	牛奶200毫升
🌙 **晚　餐**	荷塘小炒（做法见右页）　蒜蓉油麦菜　白灼大虾（蘸酱油汁）

你需要记录 ▶ 体重＿＿＿＿＿＿　腰围＿＿＿＿＿＿　臀围＿＿＿＿＿＿　胸围＿＿＿＿＿＿

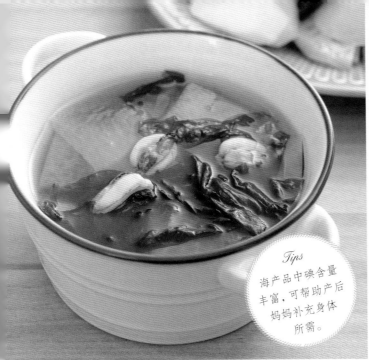

紫菜蛤蜊汤

紫菜、蛤蜊肉各50克，冬瓜100克，盐适量。

1- 紫菜泡发后洗净；冬瓜去皮、去瓤洗净，切片。

2- 锅内放入紫菜、冬瓜片和蛤蜊肉，加适量清水煮沸，煮熟后加盐调味即可。

Tips
海产品中碘含量丰富，可帮助产后妈妈补充身体所需。

荷塘小炒

莲藕、山药、胡萝卜、荷兰豆各50克，木耳、盐、水淀粉、植物油各适量。

1- 木耳洗净，泡发；荷兰豆择洗干净；山药去皮，洗净，切片；莲藕去皮，洗净，切片；胡萝卜洗净，去皮，切片；水淀粉加盐调成芡汁。

2- 将胡萝卜片、荷兰豆、木耳、莲藕片、山药片分别放入沸水中断生，捞出沥干。

3- 油锅烧热，倒入断生后的食材翻炒出香，浇入芡汁勾芡即可。

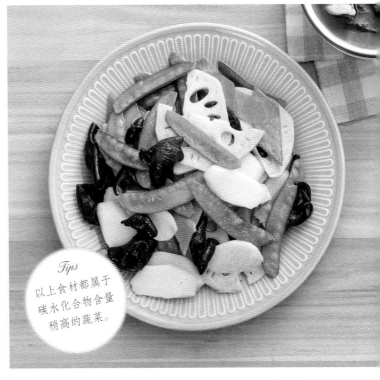

Tips
以上食材都属于碳水化合物含量稍高的蔬菜。

产后瘦身计划 进行低强度、长时间的有氧运动

热身操　快走50分钟　拉伸操

附录 运动前后必做的热身和拉伸动作

热身 ▶ 屈臂夹胸

站姿，双脚分开与肩同宽，背脊挺直。双臂侧平举，向上屈双小臂，使大臂与小臂成90度，掌心向前。向前转动大臂，在身前位置掌心相对，还原，向下转动大臂，小臂向下。

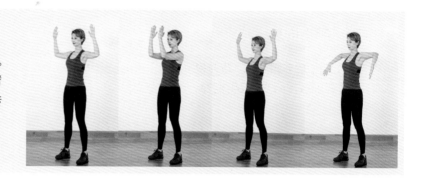

热身 ▶ 髋关节

站姿，双脚分开与肩同宽，背脊挺直，双臂环抱在身前，下蹲身体后坐。

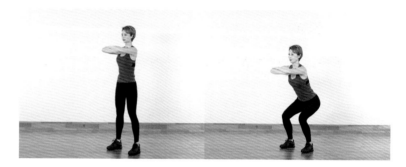

热身 ▶ 前弓步

站姿，两手叉腰，呈弓步，左腿在前，右腿向后伸直，重心在两腿之间。双臂侧平举，向上屈双小臂，使大臂与小臂成90度，十指分开，掌心向前。身体向左侧扭转，还原，身体向右扭转。还原后交换双腿练习。

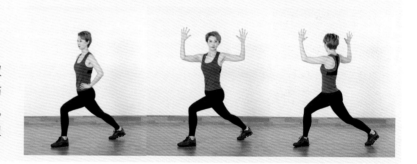

拉伸 ▶ 手臂

站姿，双脚分开与肩同宽，背脊挺直，手臂伸直侧平举，手掌张开，以手臂带动手掌，360度旋转。

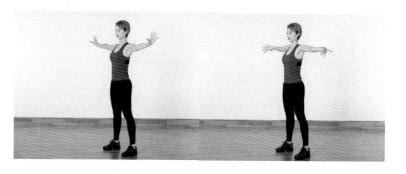

拉伸 ▶ 手臂向后

站姿，双脚分开与肩同宽，背脊挺直，手臂置于身体后方，双手相握，向后拉伸手臂。

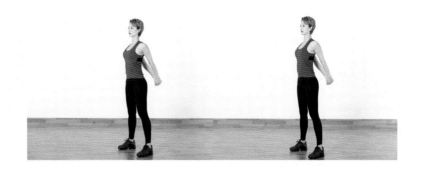

拉伸 ▶ 腹部

俯卧，双手置于身体两侧，手掌着地，靠手臂和腹部力量抬起上半身。

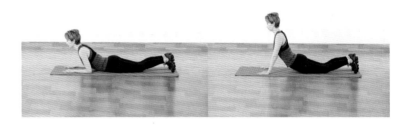

拉伸 ▶ 髋关节

跪立，将右腿向前迈进，大腿与小腿成90度。背脊挺直，双手交叠置于前腿膝关节处，向前拉伸身体。身体正对前方，髋部向下压，腰部绷紧。换腿做动作。

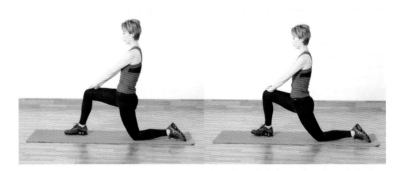

拉伸 ▶ 大腿 + 臀部

仰卧，双腿并拢伸直。屈右腿，双手抱住右大腿，尽量拉近身体。交换腿，重复练习。

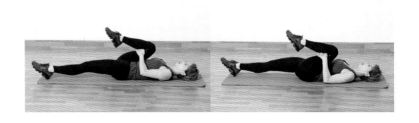

图书在版编目（CIP）数据

产后瘦身女王 / 金紫亦编著 . -- 南京 : 江苏凤凰科学技术出版社，2018.8
（汉竹·亲亲乐读系列）
ISBN 978-7-5537-9190-6

I.①产… II.①金… III.①产妇－减肥－基本知识 IV.① R161

中国版本图书馆 CIP 数据核字 (2018) 第 087168 号

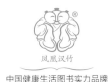

中国健康生活图书实力品牌

产后瘦身女王

编　　　著	金紫亦	
主　　　编	汉　竹	
责 任 编 辑	刘玉锋　姚　远	
特 邀 编 辑	钱婷婷　许冬雪　徐键萍	
责 任 校 对	郝慧华	
责 任 监 制	曹叶平　方　晨	

出 版 发 行	江苏凤凰科学技术出版社
出版社地址	南京市湖南路 1 号 A 楼，邮编：210009
出版社网址	http://www.pspress.cn
印　　　刷	南京新世纪联盟印务有限公司

开　　　本	715 mm × 868 mm　1/12
印　　　张	14
字　　　数	200 000
版　　　次	2018 年 8 月第 1 版
印　　　次	2018 年 8 月第 1 次印刷

标 准 书 号	ISBN 978-7-5537-9190-6
定　　　价	49.80 元（书内附赠二维码视频）

图书如有印装质量问题，可向我社出版科调换。